大是文化

疲れをとるなら帰りの電車で寝るのをやめなさい

24位名醫肯定，最好的休息法

科學實證，給睡不好、沒得睡、很難醒、日夜顛倒的人的休息與睡眠全書。

睡眠專家、日本睡眠學會理事
三島和夫◎監修
伊藤和弘、佐田節子──採訪撰文
羅淑慧──譯

CONTENTS

第八章／找出最適合自己的睡眠時間 275

推薦序

消除疲勞，從認識睡眠開始！

新光醫院睡眠中心臨床心理師、人氣粉專「睡眠管理職人」／李偉康

若問我到日本旅遊時印象最深刻的事，我想就是不少穿著西裝的上班族，在電車上睡著的場景。由此可見在日本，睡眠不足的情況是多麼普遍且顯而易見的。

隨著生活型態的改變、生活壓力的增加，犧牲睡眠已經成為不少人用來增加可用時間或休閒時光的首要方法。甚至睡眠障礙的發生，更惡化成白天精神不佳的情況。而這個現象不僅發生在日本，臺灣亦是如此。就我在臨床

上的觀察，不少個案從一開始的睡眠剝奪、輪班工作，忽視睡眠；到面對工作、生活壓力，無法調適生理時鐘，而嚴重影響白天的精神，等到出現失眠的症狀後，才開始正視睡眠問題。

由於緊湊的生活步調，讓很多人經常認為睡眠很浪費時間，但這樣的想法可能源自對睡眠的認識不足。事實上，睡眠的重要遠比恢復精神、體力等還要大很多，尤其是對於鞏固記憶、調整情緒、防治失智症等，目前已有清楚且明確的科學證據，可以證明睡眠的作用。

我認為，知己知彼，百戰不殆，只有真正開始認識睡眠，才有辦法逐步改善並找回原本自然的睡眠品質。戰勝失眠、消除疲勞，這也是心理師在臨床工作上陪伴失眠患者，進行失眠認知行為治療必經的過程。

這本《24位名醫肯定，最好的休息法》，彙整了日本二十四位睡眠相關領域專家的訪談，清楚描述了前述睡眠的功效（提升記憶力、減少睡眠不足對記憶力的影響等）、睡眠習慣上須調整的注意細節（像避免在回家的電車上睡著、不睏不上床等）、提升睡眠品質的方法（睡前泡澡、伸展操與漸進式肌肉鬆弛法、如何選擇寢具、控制室溫等）。

更有特色的是，專家們提出不少驅趕睡意與提神的有效方法（二十分鐘小睡法、一分鐘閉眼法、午睡前喝咖啡等），不僅實用、可操作，書中更整理了相關的科學研究證據，來證明這些方法真的有效。相信本書豐富的內容，不只可以讓讀者認識睡眠，還可以透過書中整理的檢核表，來檢視自己的睡眠品質，並實際應用科學驗證的操作方法，消除疲勞。誠摯推薦給想了解與改善睡眠的讀者們。

前言
這些休息法，都是最新的科學實證

每次搭電車，總是可以看到許多坐在座位上的乘客，正在「打盹」。對於外國人來說，這似乎是相當奇特的景象。

日本NHK在二〇一〇年發表的調查結果顯示，日本人的平均睡眠時間在一九六〇年是八小時十七分鐘，到了二〇一〇年是七小時十四分鐘。可見這五十年來，減少了一小時左右。甚至年紀邁入四十歲、五十歲的壯年人，平日的睡眠時間更只有六小時（按：根據臺灣睡眠醫學學會研究調查顯示，臺灣人以平常工作日的睡眠長度來看，二〇〇六年平均是六．六七小時，到二〇一七年是六．八六小時；假日的睡眠長度在二〇〇六年則為七．四小時，二〇一七年是七．五一小時；對睡眠品質感到滿意的比率，從二〇〇六年的七〇．六％上升到七六．四％——意謂有近四分之一的人對自己的睡眠品質不滿意。而該學會在二〇二一年進行的網路調查顯示，有四六％的受訪者睡眠品質不佳，平均睡眠時間為六．六七小時）。

此外，經濟合作暨發展組織（Organization for Economic Co-operation and Development，簡稱OECD）在二〇一一年實施的調查也指出，日本男性的平均睡眠時間在二十八個加盟國中倒數第二，女性更是吊車尾（按：根據OECD在二〇二一年的調查報告顯示，在加盟國中，日本人的睡眠時間平均為七小時二十二分，排名倒數第一；其次是南韓的七小時五十一分，以及瑞典的八小時三分鐘。其他國家中，中國為九小時一分，美國為八小時五十一分，法國為八小時三十二分，相較之下日本人的睡眠時間相當短）。

過度疲勞導致我們在回家的電車上，只要坐在座位上沒多久就會睡著。可是這種現象一旦形成習慣，無論時間過了多久，都沒辦法好好休息，導致隔天早晨上班時，身體沉重、無法消除疲勞，慢慢影響健康。

紓解疲勞的鐵則是，絕對不能在回家的電車上睡覺。但是很多人都不知道這一點，甚至還有人說：「就是因為睡眠時間不夠，才應該利用通勤的時候，在電車上補眠。」

大家都知道，睡眠不足不僅會使工作效率下降，造成致命性的失誤，另外也會提高肥胖、罹患高血壓、糖尿病或心肌梗塞等攸關性命疾病的風險。

因此，如何好好休息變得越來越重要。無法安然入睡、無法消除疲勞的人，必須先學習有關睡眠的正確知識。**以下是妨礙你恢復疲勞的NG習慣：**

- 在回家的電車上坐著睡著。
- 睡前在床上看書。
- 明明還不睏，卻因為隔天要早起而鑽進被窩。
- 假日總是在睡覺。

有人認為，上述的生活習慣沒有什麼問題，或覺得要改變一直以來的行為很麻煩，可是如果不趁現在改善，身體的睡眠步調就會紊亂，變得越來越難消除疲勞。

假設在下午接近傍晚的時間睡覺（像在回家的電車上睡著），回到家後，**真正的睡眠，也就是主要睡眠**（Major Sleep）**的品質就會大幅下降**。這樣一來，即便一覺到天亮，仍無法紓解疲勞，最後就讓自己在疲倦的狀態下工作，然後隔天又在回家的電車上睡覺，形成惡性循環。

因此，必須了解為什麼ＮＧ的原因，然後進一步改掉壞習慣，才能擁有真正消除疲憊的生活，也符合現代上班族想好好休息的需求。

從前曾有股風潮是以熬夜或短時間睡眠自豪。不過，到了現在，再也沒有人會因此而驕傲。犧牲睡眠時間也要工作的人，若不趁現在重新檢視生活習慣，未來將有可能影響自己的壽命。

如今，保養自己的身體，並同時提高生產和工作效率，才是更重要的職場技能。但是，心有餘而力不足的人卻出乎意料的多。在電車上睡覺的景象便是最明顯的證據。如果要重新檢視自我感覺良好的行動、過去的習慣，並靠良好的睡眠提升工作上的成果，就必須學習正確的知識和技能。

本書採訪了二十四位在第一線活躍的日本名醫和睡眠專家，並彙整以最新的科學證據為基礎的消除疲勞技能。希望熟知睡眠問題的專家們所分享的知識，對各位讀者有所幫助，那將是我們最大的榮幸。

第一章

為什麼
總是睡不飽？

1 睡眠時間的計算，絕非「一天總共睡幾小時」

下班搭電車時，總是看到許多人在座位上打盹，由此可見，大家都相當疲累。工作忙碌、沒時間好好睡覺的上班族中，甚至有不少人會「利用通勤時間補眠」。

他們可能會想：「就算在家只能睡五個小時，但只要上下班的通勤期間各睡三十分鐘，一整天下來也算睡了六小時。」然而，睡眠時間是可以如此加總計算的嗎？如果是這樣的話，那晚上睡三小時之後，半夜起來工作，凌晨再睡三小時的分段式睡眠，又會為我們的身體帶來什麼影響？

我們到日本國立精神暨神經醫療研究中心的精神保健研究所，請精神生理研究部部長三島和夫為大家解惑。

消除疲勞需要「淺層睡眠」

「**睡眠時間並不是用一天總計睡幾個小時來計算的，**」三島眉頭緊鎖的說：「人的身體有一種循環週期稱為晝夜節律（Circadian Rhythm），不管是血壓、荷爾蒙或自律神經，都是以二十四小時的循環在變動。假設一天分三次睡覺，對身體來說，就等於是以八小時（二十四小時除以三）的循環週期度過一天。就算有辦法確保一次睡滿三小時，一天總計睡九小時，但這樣的做法無法符合身體循環週期，還會危害身體健康。」

三島甚至還道出驚人的事實：「最重要的是，不可以破壞先出現的慢波睡眠（Slow Wave Sleep），以及之後逐漸變淺的主要睡眠（集聚睡眠）的整體機制。在短時間內睡覺有辦法進入深層睡眠（Deep Sleep），但問題是無法進入淺層睡眠（Light Sleep）。」

若要消除頭腦或身體的疲勞，不光是注重名為慢波睡眠的深度睡眠，同時也**需要注意後半段出現的淺層睡眠**。

人睡著後的三小時內，會出現慢波睡眠的狀態，之後睡眠會隨著時間的經過逐漸變淺，這段過程才是正確的睡眠機制。因此，只睡三至四小時，僅會進入前半部的慢波睡眠，於是**缺少淺層睡眠的人，就會睡眠不足**。

不光腦部需要睡眠，肌肉和內臟也要休息。如果沒有某種程度的睡眠量，就無法充分的歇息，所以包含淺層睡眠在內的集聚睡眠時間是不可欠缺的。雖然說每個人所需要的睡眠時間，會因年齡而有所不同，但基本上，只要夜間睡眠達到了六至七小時，就可以降低血壓，同時能改善身體代謝的問題等。

事實上，就算僅有一天減少睡眠時間，肌肉和肝臟攝取葡萄糖所必須的胰島素作用仍會減弱。

三島說：「流行病學（按：探討影響人類群體健康及疾病的學問）也發現，如果長期持續短時間睡眠，就更容易罹患糖尿病或高血壓等疾病。」

真的很睏時，如何在公司休息？

儘管如此，上班族的生活並沒有想像中輕鬆。成天公事纏身，沒時間睡覺的人也相當多。這個時候，就**沒辦法堅守「一天一次睡眠」的原則**。

「睡眠不足、或白天愛睏到不行時，為了避免工作效率降低或出錯，你可以試著小睡一下。」對此，三島傳授小睡的好方法：

①盡可能採取輕鬆的姿勢

放鬆肌肉、減少心臟負擔的姿勢，以「橫躺」最為理想。這種姿勢也能促進自律神經❶的活動狀態，從交感神經轉為副交感神經取得優勢。若無法在辦公室橫躺時，就盡量傾斜上半身，且採取放鬆的姿勢就可以了。

②午睡限制在三十分鐘以內

當你午休過後，必須馬上處理公事時，「深層睡眠」是最大的忌諱。因為睡覺經過三十分鐘之後，多半會進入深度的慢波睡眠，所以就算醒了，你仍會精神恍惚，無法在工作上集中精神。也就是說，睏倦難耐的時候，只要小睡十或二十分鐘，就可以趕走睡意。

最大的問題是，如果在白天有過多且零碎的慢波睡眠，晚上的慢波睡眠就會大幅減少，便無法取得完整的睡眠過程，就像白天吃太多點心，導致晚餐吃不下的狀態一樣。

③ 午睡前，喝杯咖啡

除了利用午睡驅趕睡意之外，只要在午睡前喝杯咖啡，腦袋就會比較清醒，因為咖啡所含的咖啡因能阻隔誘發睡眠的物質——腺苷（Adenosine）。可是，三島說：「咖啡因在喝進肚裡的二十至三十分鐘後，才會發揮效用。」也就是說，**只要先在午睡前喝下咖啡，就可以預防中午睡太久**，並在恰到好處的時機內醒來。

①自律神經是由交感神經與副交感神經所構成。運動、心情緊張或是感到壓力時，交感神經會發揮作用；休息、放鬆、睡覺時，則是副交感神經占優勢。

晨睡比午睡更好

小睡的時段也相當重要。同樣睡二十分鐘，小睡要越早越好，如此一來便能提高夜間主要睡眠的成效，同時避免慢波睡眠減少（見圖1-1）。三島表示：「尤其是中午前的小睡，幾乎不會影響夜間的睡眠。」也就是說，晨睡比午睡更好。**早上的通勤電車，便是彌補睡眠不足的最佳場所。**

相反的，在回家的電車上睡覺，則是最糟糕的做法。「如果在回家的路途中睡著，晚上到家後會變得難以入眠，慢波睡眠也會減少，導致睡眠品質惡化。因此，**不管再怎麼睏倦，都應該忍耐，直到回家後再儘早上床睡覺，**這樣才能提高睡眠品質，並消除疲勞。除此之外，雖然會有點辛苦，但我還是建議，回家時，就算電車上有空位也絕對不坐，以避免想睡。」

圖1-1　小睡的時段越晚，夜間睡眠越淺

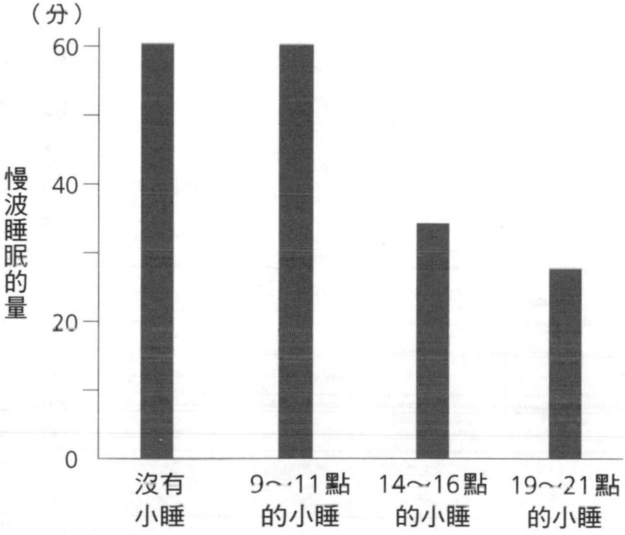

針對沒有小睡，以及在9～11點、14～16點、19～21點小睡的情況，測出在入睡後兩個半小時內所出現的慢波睡眠的量。結果證明小睡的時段越晚，慢波睡眠的量就越少。

〔資料來源〕日本東京都神經科學綜合研究所宮下彰夫等人製作的《小睡影響夜間睡眠的腦波和肌電圖》（6,183-191,1978）。

另外，午睡僅針對睡眠不足的人。**如果有失眠困擾，不管再怎麼想睡都睡不著的人，絕對嚴禁午睡**。如果白天睡太多，便會趕走難得的睡意，到了夜晚反而更睡不著。

2 房間溼度不夠，睡醒就感冒

沒人想要感冒。可是，工作越忙碌，身體的負擔就越大，也越容易感冒。空氣乾燥、流行性感冒盛行的季節更是如此。

大家應該都知道，預防感冒的基本是漱口和洗手。回家後，把手和喉嚨裡沾染的病毒清洗乾淨，是非常重要的。但除此之外，睡眠期間的保養也是預防感冒首要的一環，卻很少人注意。

關於這部分，日本睡眠評估研究機構的負責人白川修一郎為大家說明。

隨時保溼，別讓病毒攻擊你

白川指出：「很多人會在睡覺時感冒。」

仔細想想，早上起床後，感到喉嚨有點疼痛、身體發燙或是倦怠，而察覺到自己感冒，類似案例確實很多，這種情況不難想像。因為睡眠期間，身體的免疫力會下降，所以很容易感冒。

「睡眠期間，主要負責免疫功能的巨噬細胞（Macrophage）等免疫細胞不如平常活躍，同時唾液的分泌也會變少。因此，當鼻腔或喉嚨的黏膜變乾後，對病毒的抵抗力就會下降。尤其是用嘴巴呼吸的人，喉嚨的黏膜更容易變得乾燥。」

白天的唾液分泌量較多，黏膜的防禦力也比較強，同時，嘴裡的病毒會隨著唾液被吞進肚裡，進而被胃酸殺死而無法繁殖。反之，病毒則會在睡眠期間沾黏在乾燥的黏膜上，所以比較容易繁殖。

那麼，為了避免在睡覺時感冒，我們該怎麼做才好？

①室內溼度保持五〇％以上，九五％的病毒無法活動

最有效的對策就是「保溼」。在乾燥的季節裡，很多人都會在白天使用加溼器，但為了避免感冒，夜晚也請在房間使用保溼機！白川說：「如果室內的溼度過低，空氣太過乾燥，病毒就會變乾、變輕，於是便會在空氣中飄浮，進入鼻腔或嘴巴，所以容易感冒。另外，只要使用保溼機，把溼度維持在五〇％以上，九五％的病毒就無法活動。」

②臉部保溼

只要戴著口罩睡覺，就可以藉由呼氣所含的水分，提高並維持口腔內的溼度。尤其建議各位戴紗布口罩，更容易保溼。事實上，很多主播或配音員等重視喉嚨的聲音專家，也都會戴著口罩睡覺。

市面上也販售一種小型保溼機，能在睡眠期間，使臉部周圍的溼度維持在五〇％以上。不喜歡戴口罩睡覺的人，或許可以考慮利用小型保溼機。

③使用空氣清淨機

這和治療花粉症的對策相同，在睡眠期間，使用空氣清淨機也是一種有效的方法。雖然不能說完全殺死病毒，但至少可以確實去除房間內相當數量的病毒。

④減少室內塵蟎

使用骯髒的寢具，也容易感冒。這是因為，當身體內的免疫細胞忙著對付蟎蟲或灰塵等外來物質時，就沒有多餘的空閒理會感冒的病毒。要去除寢具上的蟎蟲或灰塵，最重要的就是勤奮的打掃。

天氣晴朗的時候，大家都會把棉被拿到陽臺晒太陽。不過，白川卻表示：「**日光沒辦法完全殺死蟎蟲**，幾乎沒有預防感冒的效果，所以還是使用被褥乾燥機會比較好。」

睡太多、睡太少、夜半睡醒，免疫力都下降

除了上述對策之外，最重要的是維持良好的睡眠。許多研究發現，一旦睡眠品質和睡眠的量下降，就會導致免疫力減弱。

有一份報告以五萬六千九百五十三名女性為對象，調查她們的睡眠時間和感冒惡化導致肺炎的風險關係❷。報告顯示，相較於睡八小時的人，只睡五小時以下的人，感冒惡化造成肺炎的風險是一．三九倍；而睡眠時間長達九小時以上的人，則是一．三八倍。由此可見，睡眠時間過短或過長，都對身體很不恰當。白川更進一步說明：「如果睡太久，中途覺醒或淺眠的情況就會增加，於是睡眠品質會跟著變差。」

另外，美國之前也做過相當獨特的實驗，他們讓感冒病毒（鼻病毒；Rhinovirus）附著在一百五十三人的鼻黏膜上，再進一步調查兩個星期以內，有幾個人發病。

睡眠比較安穩、中途覺醒占睡眠時間二％以下的人，每七人只有一人發病；而中途覺醒占八％以上、睡眠品質不佳的人，則平均每兩人有一人感冒（見圖1-2）。

圖1-2　只要睡眠品質良好，就不容易感冒

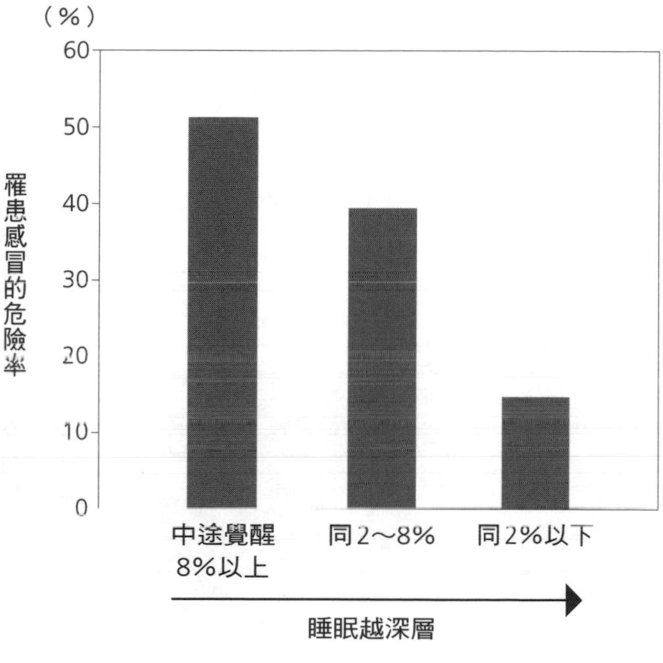

把鼻病毒附著在153位美國人（21歲至55歲）的鼻黏膜，調查兩星期內有多少人發病。結果顯示，中途覺醒占睡眠時間8%以上的人當中，每2人有1人發病；相對之下，2%以下的人當中，每7人有1人發病。

〔資料來源〕Arch Intern Med. 2009 Jan 12;169(1):62-7.

常聽人說：「感冒的時候，睡覺是最佳的治療方法。」而良好的睡眠對預防感冒來說也相當重要。為了擊退病毒，請維持優良的睡眠品質和量，以提高免疫力！

② Sleep. 2012 Jan 1; 35(1):97-101.

3 穿什麼衣服，大大影響睡眠品質

說到睡覺時的穿著，首先聯想到的應該是睡衣吧？可是，根據調查結果，穿睡衣睡覺的人似乎沒有想像中的多。更令人驚訝的是，研究發現「睡衣脫離」（按：此指不穿睡衣睡覺的狀態）會嚴重妨礙睡眠。

根據日本女性內衣品牌華歌爾（Wacoal），在二〇一三年針對三百一十位社會新鮮人所實施的問卷調查發現，最常穿汗衫睡覺的比例高達四六・四%。而且越是年輕的族群，不穿睡衣睡覺的趨勢就越明顯。

光是換上睡衣，就能改善睡眠

或許有人認為，穿什麼衣服睡覺和睡眠沒有絲毫關係，但事實上有報告指出，光是穿**睡衣睡覺，就能改善睡眠品質**。華歌爾和日本電子設備製造商歐姆龍健康事業（OMRON HEALTHCARE）共同實驗，讓三十位平常不穿睡衣睡覺的男女（二十歲至四十歲），改穿著睡衣睡覺，並調查他們一週內的睡眠狀態。結果發現，穿睡衣睡覺的晚上，比沒有穿睡衣時更快入睡，平均時間約縮短了九分鐘左右（見圖1-3）。

甚至半夜醒過來的次數，也從平均三．五四次減少至三．〇一次。實際睡著的時間在躺床時間中所占的比例稱為「睡眠效率」（Sleep Efficiency），這部分的數值也從八四％上升至八七％。也就是說，躺在床上不睡的時間減

圖1-3　把家居服換成睡衣，改變睡眠品質

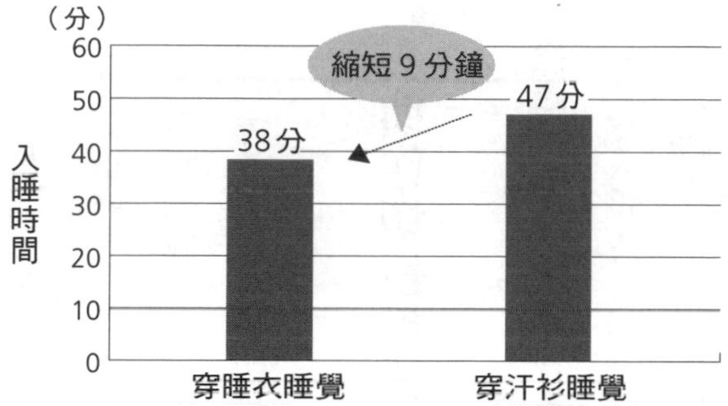

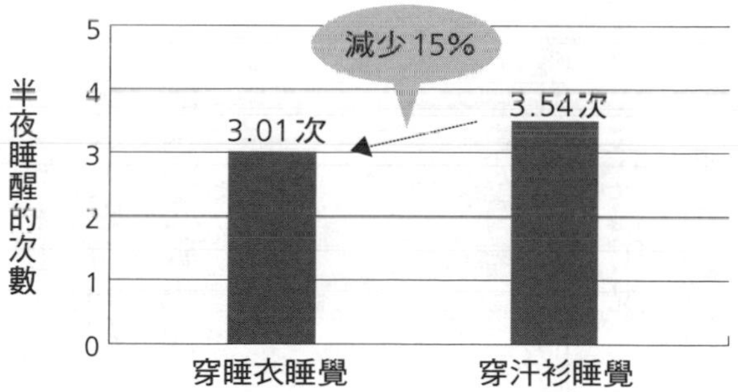

由30位平常不穿睡衣睡覺、20歲至40歲的男女，先以過去的方式（睡衣以外的衣服）睡覺，觀察一週後，隔週則穿睡衣睡覺，同樣觀察一週。比較入睡時間和半夜覺醒次數後發現，穿睡衣睡覺時，兩種數據都獲得改善。

〔資料來源〕華歌爾和歐姆龍健康事業的共同實驗（2013年1月實施）。

少了。

日本江戶川大學社會學院人類心理學系的福田一彥教授表示，早上起床後是否有「睡得很好」的感受，主要取決於入睡時間和中途覺醒的次數。從結果來看，入睡時間減少九分鐘，中途醒來的次數也減少了，可知穿睡衣睡覺的確有助於提升整體睡眠品質。

穿上睡衣助你切換模式

光是換穿睡衣，就能更快入睡，減少中途覺醒，同時提高睡眠效率，這樣的結果實在令人驚訝，但這究竟是為什麼？福田說：「穿睡衣睡覺分別有兩種效果。一是睡衣本身的衣物效果，另一個則是幫你切換成睡眠模式。」

睡覺的時候，身體內部會產生巨大的變化，那就是體溫的急遽下降。

「為了讓體溫下降，就必須散發體內的熱氣，尤其是**入睡後的起初一至三小時，身體會藉由大量排汗的方式，使體溫下降**，進入深層睡眠。這個時候，穿著的衣物是否具備優異的吸溼性和透氣性，就顯得格外重要。因為汗衫等布料可能會妨礙汗水蒸發，所以要安穩睡覺的話，睡衣是最適合的服裝。」福田說。

另一個效果就是，睡衣能協助你把情緒從「活動時間」切換到「睡覺時間」的心理效用。

「從睡眠品質這一點來看，最重要的就是可以明確劃分活動時間和睡眠時間。如果穿著家居服，身體便難以分辨是否要睡覺，但只要換上睡衣，自然就會切換成『準備睡覺』的情緒。所以，睡衣可說是切換睡眠模式最有效的工具之一。」福田表示。（按：由於臺灣天氣炎熱，大部分的人回到家之後習慣以T恤、短褲或是運動服裝當作家居服，一方面是材質舒適吸汗、穿起來涼爽，另一方面則是比較容易活動。而直接穿家居服睡覺的人，在臺灣並不少見。不過，對日本人來說，在家中穿著的家居服和睡覺時穿的睡衣不一樣（日文寫作部屋着或ルームウェア）。家居服通常比較簡約輕便，且不局限於T恤、短褲的形式，有人會穿舒適的長襯衫、洋裝、連身褲……可愛設計的休閒服飾。睡衣（日文寫作パジャマ），則是就寢時所穿的服裝，通常會比家居服更輕薄，材質的選用上以柔軟、貼身、舒適為主，其中有機布料、絲綢、純棉等最受歡迎。）

的確，只要換成睡衣，就會讓人覺得「今天已經結束，可以準備上床睡覺」。不過，從清醒轉移到睡眠，不像電燈開關可以瞬間切換。正因為如此，從睡前一小時開始，慢慢切換成休息模式的準備，是相當重要的。也因如此，福田建議實施三種「睡眠儀式」，也就是體溫調節、控制亮度，還有更換睡衣。

福田解釋：「在睡前一小時洗好澡後，穿上睡衣，然後把客廳的燈光調暗，悠閒的放鬆。這樣一來，體溫就會下降，自然會產生睡意，只要在這個時刻上床睡覺就行了。光是把這三種儀式培養成每天的習慣，應該就可以更快速、確實的入睡。」

睡衣的材質應該講究什麼？

那麼，應該選什麼樣的睡衣比較好？松浦倫子是日本睡眠改善協會認定的高級睡眠改善指導老師，她提供以下的建議：「挑選睡衣有三個重點。材質、尺寸和強韌度。首先，選擇觸感良好，吸溼、吸水和透氣性優異，同時不悶熱的材質。尺寸以不會束縛身體的寬鬆程度，同時不管怎麼翻身都不會糾纏在一起的大小最為恰當。還要兼具容易吸附髒汙，就算再怎麼頻繁清洗，也不易劣化的強韌度。這三點綜合起來，就是最理想的睡衣。」

甚至，天氣熱的時期，建議穿著維持低溫的涼感睡衣。有報告❸指出，比起純棉睡衣，涼感睡衣可以降低床面的溫度和溼度，同時較容易讓人進入深層睡眠。

4 早睡早起？你得「早起早睡」

明明很累，鑽進被窩裡卻怎麼都睡不著，半夜醒來好幾次；或是就算睡著了，卻沒有熟睡的感覺……像這樣有失眠或睡眠障礙等煩惱的人很多。根據日本厚生勞動省二〇一四年「國民健康與營養調查」，發現有二一．七％的成人「無法靠睡眠充分休息」，比兩年前的調查增加約五％。（按：在令和元年〔二〇一九年〕所做的同項調查顯示，有二一．六％的成年男性不滿意自己的睡眠品質，成年女性則有二二％。）

③ Journal of the Japan Research Association for Textile End-Uses, Vol.56, pp.266-273, 2015.

到底該怎麼做才能安穩入眠？同時又能精神百倍的起床？在日本武藏診所治療許多失眠患者的梶村尚史院長，在此跟大家分享五個改善睡眠的簡單規則：

①在規定的時間起床

梶村表示：「睡眠障礙有各種不同的類型，不管是哪一種，都必須先從重新調整睡眠節律開始。」一旦睡眠節律呈現紊亂的狀態，就算吃安眠藥也不會有效。

調整睡眠節律，其實是指規律的生活，也就是早睡早起。大家往往認為，如果要早起就必須早睡，但梶村說：「這就是導致失敗的原因。即使想早點睡，也未必能夠輕易睡著吧？首先，應該決定起床的時間，例如六點半或七點起床……不是早睡早起，而是**從『早起早睡』這樣的觀念開始**建立，才是訣竅所在。」

②假日的晚起控制在兩小時以內

如果星期日睡到中午起床的話，到了晚上十點也未必能夠入睡，於是星期一就會在睡眠不足的情況下，出門上班。因為晚上想睡的時間會影響你早上幾點起床，所以先決定起床的時間非常重要。

即使剛開始在固定且相同的時間睡覺、起床，仍有睡眠不足的問題，但只要持續忍耐，生理時鐘便會慢慢調整，自然就會很快入睡。

「就寢時間有些許的落差也沒關係，可是，請**務必遵守起床時間**。最重要的是，不要改變平日和假日的起床時間。睡眠不足是難以避免的情況，但就算如此，假日晚起也絕對不能比平日超出兩小時以上。」梶村說。

也就是說，如果平日是在早上七點起床的話，假日最晚也要在早上九點起床。如果一路睡到中午的話，平日好不容易調整好的生理時鐘就會紊亂。反過來說，平日睡眠不足的問題，就要利用週末（星期六、星期日）多睡兩小時來彌補。

③盡量縮短待在床上的時間

如果需要的睡眠時間是六個半小時，要在早上七點起床的話，只要在晚上十二點睡覺就可以了，千萬不要提早上床。反之，**早上醒來後，就要馬上下床**，盡量縮短留在床上的時間，最長也只能多待三十分鐘。

另外，也**不能在床上看書**。梶村說：「要看書就去書桌看，床是單純用來睡覺的場所。要讓腦部記住這個觀念，並養成上床就睡的習慣，之後你一躺上床，就會自然且迅速的產生睡意。」

當你調整出固定的睡眠節律後，就算身邊沒有鬧鐘，還是可以在相同的時間自動醒來。也就是說，只要有規律的生理時鐘，即便睡覺時間晚一至兩小時，還是可以在同樣的時間起床。

④注意睡前的手機、泡澡時間和睡前酒

絕對**嚴禁把電腦或智慧型手機帶到床上使用**，而且最理想的做法，是睡前兩小時完全不碰電子產品。這是因為電腦或智慧型手機的螢幕發出的LED藍光❹，會抑制激發睡意的荷爾蒙，也就是褪黑激素（Melatonin）的分泌，並同時刺激交感神經，反而會讓人睡不著。梶村說：「相反的，只要在早上起床後，使用電腦或智慧型手機，就可以刺激交感神經，讓頭腦清醒。」

④波長三百八十至五百奈米的藍色光線。在可用肉眼察覺的光線中，藍光屬於波長最短、能量最強的光線，對眼睛和身體造成的負擔也較大。

接著，最好在就寢的一至兩小時前泡澡，尤其以溫水浴為佳。血液循環變好之後，人體會排熱流汗，核心體溫（內臟器官的溫度）就會下降，進而產生睡意。**洗熱水澡則會刺激交感神經，使睡意消失**，所以如果「還是習慣洗又熱又燙的熱水澡」的人，那就在就寢兩小時之前洗澡。

很多人以為睡前酒可以幫助入睡，但事實並非如此。梶村提醒，**睡前酒**提升睡意的代價是，**減少深層睡眠，且更容易半夜醒來**，因此要特別注意。

⑤利用陽光和早餐來調整生理時鐘

即便在預定的時間醒來後，還是想睡覺，仍然要立刻起床，不可以拖拖拉拉。你可以起身感受一下陽光、洗臉、吃早餐，再喝點咖啡或紅茶等含咖啡因的飲品。這樣一來，交感神經就會受到刺激，便能讓頭腦清醒。

調整睡眠節律最有效的方式，便是晒太陽和吃早餐。陽光可以調節腦部的生理時鐘（母時鐘），早餐則可以調整位於內臟的生理時鐘（子時鐘）。另外，若要調整生理時鐘，除了遵守睡眠節律之外，每天都在相同時段用餐，也非常有用（改善失眠習慣的方法，整理在下頁圖1-4）。

在固定的時間起床，調整睡眠節律

簡單來說，治療失眠的方法就是調整睡眠節律，也就是每天在固定的時間起床。

「感覺睡眠品質不佳時，先確認自己的睡眠節律是否符合規律。平日和假日的起床時間，是否有很大的差異？待在床上的時間是否過長？如果確認過這幾點之後，還是找不到問題的話，就去找醫師諮詢看看吧！」梶村說。

圖1-4　改善失眠的生活習慣

為了熟睡	為了清醒
・想睡之前不窩在床上。	・每天在相同時間起床。
・睡前2小時不使用電腦、智慧型手機。	・起床後晒太陽。 ・使用電腦、智慧型手機等。
・克制睡前的飲酒。	・喝咖啡或紅茶。
・就寢1至2小時前，洗溫水澡（冬季40～41℃，夏季39～40℃）。	・用熱水淋浴。 ・用冰冷的水洗臉。

第二章

一定要午休。四種睡法

1 犧牲睡眠時間，無法出人頭地

應該有很多人在熬夜的隔天，出現腦袋一片空白，沒辦法好好工作的情況吧？

澳洲的研究報告❺指出，整整二十四小時沒有休息的頭腦，就等同於喝下一大瓶啤酒的程度，也就相當於血中酒精濃度（按：blood alcohol concentration，簡稱BAC，是用於法律或醫學目的度量酒精中毒的指標）〇．一％，腦部的效能就會下降。

對許多上班族來說，每天要面臨和時間賽跑的戰爭。甚至，不惜犧牲睡眠時間，也要埋首於工作的行為，更被視為美德。三島和夫說：「現代社會的風氣，對早晨工作並縮短睡眠時間的人比較有利。因此，希望能縮短睡眠時間，把時間留給工作或其他休閒的上班族，有逐漸增多的趨勢。」

睡眠不足會發胖，也導致焦慮或抑鬱

雖然也有人提出「只睡四至五小時就足夠」的短時間睡眠法，不過也有不少人擔心，這種做法會對健康造成不良影響。

近幾年的研究發現，長時間睡眠不足，容易導致肥胖。睡眠時間越短，促進食慾的飢餓激素（按：Ghrelin，也稱作食慾增強激素，主要由胃、小

---

⑤ Nature. VOL388. 17. July. 1997.

腸、結腸所分泌，也可以由大腦分泌，像是看見美食會引起食慾）就會增加，而抑制食慾的瘦素（按：Leptin，主要由脂肪組織所分泌。藉由它在血液中的濃度變化，能使腦部知道身體現在的脂肪存量，方能控制食慾及新陳代謝的速率）反而會減少，因此便容易造成肥胖。

另外，三島等人的研究也證實，睡眠不足光持續五天，焦慮和抑鬱的情緒就會變得更強烈。三島說：「在沒睡飽的情況下，如果承受不愉快的壓力，腦部掌管情緒的杏仁核，就會比熟睡時更加活躍。」例如因為睡眠不足導致工作失誤，而遭主管斥責的心理創傷，會比熟睡後更為嚴重。

甚至，慢性的睡眠不足，也會提高罹患代謝症候群、高血壓或糖尿病等生活習慣病，或是心肌梗塞、腦中風、免疫力下降等風險。

對健康帶來的負面影響，也會導致工作上的障礙。像公車、卡車或電車等司機，就可能因為打瞌睡而引起重大意外。其實會發生的原因，關鍵就在於是否患有睡眠呼吸中止症。

（按：睡眠呼吸中止症〔Sleep Apnea Syndrome，簡稱SAS〕是一種在睡眠期間，暫停呼吸或呼吸減弱症狀導致的睡眠紊亂。在一般情況下，這個症狀會產生吵雜的打鼾聲；當重新呼吸時，有時會有窒息或鼻音等的聲音出現。當此症狀破壞正常睡眠時，會造成白天的嗜睡或感到疲累的現象。根據臺灣睡眠醫學學會在二〇二三年所做的電話訪問發現，國內五百一十二名年滿四十歲至六十五歲民眾，男性每五人就有一人，有阻塞型睡眠呼吸中止症常見的打鼾狀況。）

這種睡眠障礙所導致的意外或生產力下降，當然也會帶來經濟上的損失。根據日本大學醫學院精神醫學系的內山真等人，在二〇〇五年所進行的試算結果來看，在值勤時出現嗜睡症狀，導致工作效率下降或發生意外、健康狀況惡化，進而造成日本經濟在一年期間，損失高達三兆四千六百九十四億日圓（按：約新臺幣七千六百三十二・六八億元，全書匯率以一比〇・二二換算。根據臺北醫學大學醫務管理學研究所推估，二〇〇五年睡眠呼吸中止症在臺灣所花費的總成本約為三十七億元，其中包括直接成本〔醫療成本和交通費用〕約十二億元〔占三二・三一％〕和間接成本的生產力損失約為二十五億元〔占六七・六九％〕）之多。

另外也有報告指出，美國在一九七九年發生的三哩島核泄漏事故、一九八六年的挑戰者號太空梭災難，以及烏克蘭在一九八六年發生的車諾比核事故，工作人員的睡眠不足也是導致意外的主要原因之一。可見長期累積睡眠不足，是相當嚴重的問題。（按：交通部修正《汽車運輸業管理規則》也自二〇二二年六月二十九日上路，規定遊覽車司機，自報到起到行程結束，單一駕駛人的勤務，最多不得超過十一個小時，以避免駕駛發生過勞的情況。）

睡太多也會縮短壽命

那麼，只要多睡一點就可以了嗎？其實並非如此。常聽人說：「睡滿八小時的睡眠是最好的。」但通常**睡眠時間會隨著年齡增長而縮短**。事實上，**中高齡族群躺在床上的時間很長，實際睡眠的時間卻往往很短**。「雖說有個人差異，可是以平均來看，三十歲的睡眠時間是七小時，七十歲則是六小時。」三島說。

睡眠不足會對健康帶來負面影響，還會提高死亡風險。令人玩味的是，睡太多也會提升死亡的可能性。美國以一百一十一萬人為對象的大規模調查發現，睡眠時間七小時左右的人，死亡危險率最低；而睡眠時間低於七小時或是高於七小時的人，死亡危險率都一樣很高（見下頁圖2-1）。

那麼，到底該怎麼做才好？關於每個人的最佳睡眠時間，將會在第八章

圖2-1　持續7小時左右的睡眠，助你健康長壽

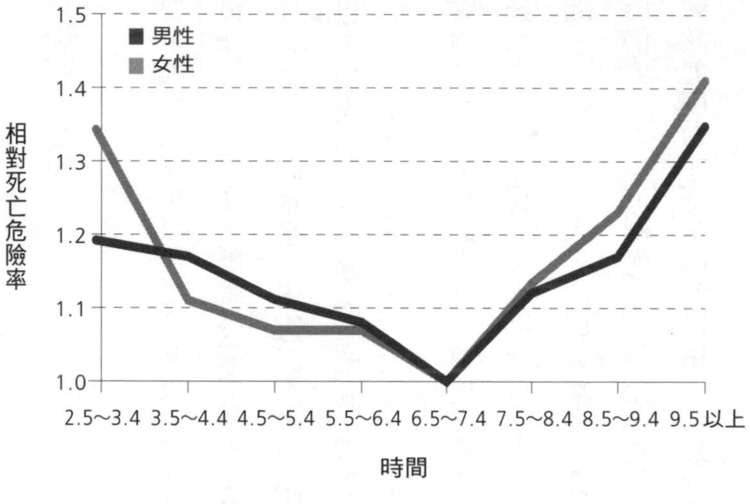

這是1982年至1988年期間，美國針對111萬名30歲至102歲的男女，調查睡眠時間與死亡風險的結果。6年後的死亡比例，以睡眠6.5至7.4小時的人最低。而圖表數值是把6.5～7.4小時的人設為1的情況。由此可知，睡眠時間越短或是越長的人，死亡風險有相對升高的趨勢。

〔資料來源〕取自Arch Gen Psychiatry 59:131-136. 2002，由三島和夫編製。

詳細解說，但無論如何，絕對不要持續四至五小時的短時間睡眠。三島說：「應該把短時間的睡眠法解釋為，必須在數天內完成工作時，才可以使用的期間限定技巧。」

總而言之，睡眠和健康密不可分的關係，已經在近年的研究與調查中逐漸趨於明朗。

至於為了出人頭地而堅持犧牲睡眠的人，內山表示：「同時間進公司的人當中，總會有好幾個優秀的精英，但最後只有一個人能在最高地位屹立不搖。那會是什麼樣的人？其實就是身體健康的人。很多在三十歲、四十歲犧牲睡眠而過分逞強的人，身體都會在邁入五十歲之後開始走下坡，結果失去與人競爭的機會。年邁的社長有時會提當年勇，說自己不分晝夜的努力工作，但事實上，既然有不睡覺的時候，自然也會有好好休息的日子。否則也不會一把年紀，還能夠那麼硬朗。」

2 「四六一一」法，讓你有優質睡眠

只要有良好的睡眠，就能在工作上表現優異。而注意到這個事實，並積極推動改善睡眠活動的企業，也有增多的趨勢。

菅原洋平是職能治療師，同時也是睡眠健康輔導師，他在接受企業委託後，於二〇一〇年設立推行睡眠管理研習的公司「Uchronia」。當初公司雖是以服務外資企業為主，不過，之後來自於日本企業的委託，也有逐漸增加的傾向。

「很多企業之所以前來委託，都是基於防範意外、維護員工的心理健康與預防生活習慣病、提升生產力等目的。尤其是外商公司，更把睡眠視為職場技能的一種，所以多數企業都會把睡眠管理，納入員工教育訓練當中。日本企業也因為二〇一五年新修訂的《勞動安全衛生法》規定，凡是員工在五十人以上的企業組織，都有義務實施員工壓力檢測，故從二〇一六年開始，各大企業逐漸重視如何改善員工的睡眠。」菅原說。

菅原曾調查他負責的服務對象出光興產（按：日本第二大石油公司），發現有八二%的員工表示，參加研習後確實改善了睡眠品質，同時生產力也因此有所提升（見下頁圖2-2）。

菅原指導的**睡眠改善法**是什麼？基本上，**就是消除「四個NG」和遵守「四六一一」法**，接下來就依序說明。

圖2-2　參與睡眠研習後，生產力也提升了

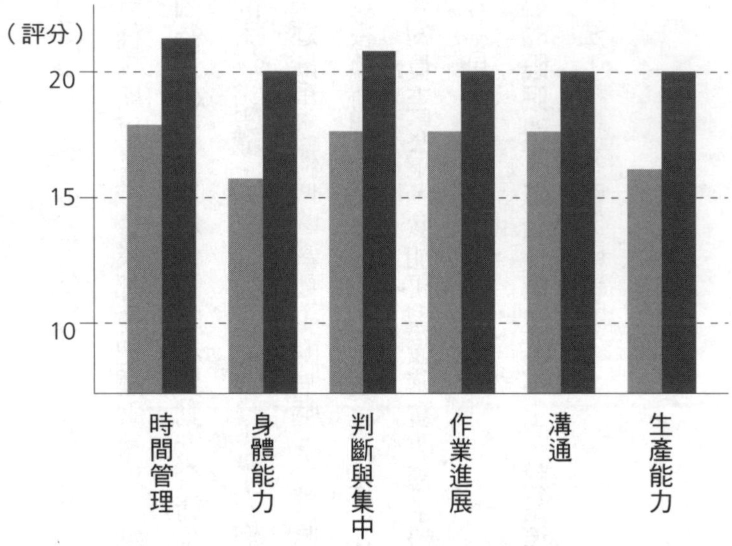

針對在出光興產參加睡眠管理研習的17名員工進行調查。研習2個月後，圖中6個項目的平均自我審查評分全都提升，且總評分比研習前高出了12.3%。

〔資料來源〕睡眠管理研修公司Uchronia。

別讓大腦記住四種NG行為

首先從四個NG開始。大家都知道，晚上睡前喝咖啡不太好吧？本書在其他章節也會介紹這個問題。以下則說明除了睡前喝咖啡以外，對睡好覺來說，適得其反的習慣：

NG①在床上看書

很多人有睡前閱讀的習慣。這個習慣本身沒有不好，問題在於是否在床上看書。在床上看電視、玩智慧刑手機之類的行為，同樣也不行。總而言之，在床上做睡覺以外的事情，都是不好的。

腦部擁有名為前饋（Feedforward）的作用，會把場所和行為以成組的形式記憶起來。下次前往相同場所時，可以更自然的做出當時記下的行為。所以，若是在床上看書或看電視，就會把「床是看書的場所」、「床是看電視的場所」這樣的觀念灌輸到腦中，妨礙良好的睡眠。

解決的方法很簡單，就是還沒有準備睡覺時，不要躺在床上做睡眠以外的行為，如此一來，便能讓腦記住「床是睡覺的場所」。

不過，這不是要大家改掉在睡前看書，或是看電視的生活習慣。「如果住在套房等小空間，睡前看書或看電視時，只要坐在床鋪以外的椅子上就行了。總之，只要不是在床上就可以。」菅原說。

NG②明明還不睏，但因為隔天要早起而提早上床睡覺

因為出差等原因，隔天必須早起時，為了確保足夠的睡眠時間，而比平常提早兩小時上床，結果卻遲遲無法入睡，直到進入深層睡眠之前，都睡得很不安穩——大家是否有過這種經驗？

「人睡醒看到光之後，會在十六小時後才會產生睡意。因此即便打算提早睡覺，仍無法輕易入睡。」一菅原說。一旦無法入睡，腦袋便開始胡思亂想，接著就因為前面提到的前饋作用，而使腦部深信「床是思考事情的場所」，最後可能導致慢性失眠。

以早上七點起床來說，十六小時之後是最適合上床睡覺的時間，也就是晚上十一點左右，只要以這種方式計算上床時間就行了。雖說稍微提早睡覺並無大礙，但不建議明明不睏，卻在比平常更早的時間上床，勉強自己睡覺。

NG③ 每天在相同的時間上床睡覺

很多人認為要建立規律的睡眠節律，每天都要在相同的時間睡覺，但其實**應該注意的不是睡覺時間，而是起床時間**。因為睡醒看到光的十六小時後，會產生睡意，所以最重要的是固定幾點起床。

如果有辦法天天在一樣的時間睡覺、起床，的確是最理想的。但對忙得焦頭爛額的上班族來說，很難實現這一點。而且，有時也會有睡不著的情況，在這種時候勉強自己躺在床上，仍然難以安穩入眠。

相對來說，起床時間不分平日或假日，只要固定在相同時間看到早晨的太陽，睡覺時間自然會變得規律、一致。

NG④在回家的電車上補眠

誠如第一章曾提及的，在回家的電車上補眠是最糟糕的做法。菅原說：「如果在傍晚睡覺，夜晚的睡意就會減少，主要睡眠便會變淺。」尤其是通勤時間較長的人，更應該注意。

吃完晚餐後打瞌睡，同樣也是NG行為。到了傍晚之後，就算想睡覺，還是請各位努力忍耐吧！

看到光→打盹→運動

了解四個NG後，接下來就要介紹四六一一法。這種方法能調整與睡眠有關的三種生物節律（Biological Rhythms），數字則代表各自的時間。

①起床後，務必在四小時之內看到光（調整褪黑激素節律）

一到夜晚，腦中的松果體（Pineal Body），就會分泌名為褪黑激素的荷爾蒙，讓人產生睡意。當你迎接早晨，看到強光之後，褪黑激素的分泌就會停止，使睡意消失，所以起床後看到光是非常重要的事。就如前面所提到的，**看到光之後經過十六小時，褪黑激素會再次增加**，使人產生睡意。

起床之後，如果不拉開窗簾，繼續待在陰暗的房間裡，褪黑激素的分泌就不會停止，身體也就無法清醒，因此睡醒後的一小時內，是停止褪黑激素的敏感度最高的期間。敏感度會隨著時間逐漸下降，若醒來超過四小時才看到光，身體就不會有停止褪黑激素的反應（睡意不會完全消失）。

總而言之，起床後一小時內，沐浴在陽光底下是最好的，就算是窩在家裡的日子，至少也要在四小時內看到光。

②起床經過六小時後，進入打盹時間（調整睡醒節律）

起床之後，第一次的睡意會在八小時後襲來。如果是早上七點起床，差不多下午三點左右就會想睡。「通常只要在起床經過六小時後的時間午休，小睡一下就可以了。」一菅原說。

白天小睡的重點是，在想睡之前的三十分鐘內，坐在椅子上默唸三次起床的時間。

即便只閉目一分鐘，也能讓頭腦休息（見第七十七頁）。六分鐘以上的小睡，可以預防之後的工作效率下降。可是，如果睡眠時間超過三十分鐘，就會進入深層睡眠，甚而影響夜晚的主要睡眠，所以小睡別超過三十分鐘以上。而且不要仰躺，而是把身體靠在椅背上睡覺會比較好，這也是基於與上述相同的理由。

③起床經過十一小時後運動（調整體溫節律）

睡眠期間，體溫會下降，起床後，體溫則會上升；經過十一小時後，體溫就會變高。只要在這個時機運動，體溫更會升高，那麼到了晚上準備睡覺時，體溫就容易下降，便能輕易入眠。相反的，如果在這個時段睡覺，體溫不易在半夜時降低，就沒辦法熟睡。

以早上七點起床的情況來說，十一小時後就是下午六點。**若想一夜好眠，最好在傍晚至夜間運動**。例如下班的時候，在前一站下車、慢慢走路回家，也是不錯的運動方法。尤其特別需要注意的是假日的傍晚，因為這個時段往往待在家裡，所以不妨試著出門散步或買東西，稍微活動一下身體。

就算不想完整實施四六一一法也沒關係，為什麼？「因為只要調整其中一個生物節律，其他節律也會自然跟著改善。所以，先專注其中一項比較容易實施的法則，漸漸會有效果。」菅原說。

希望改善睡眠的人，就先試著挑戰其中一項吧！

3 四種小睡，各有神效

每個人需要的睡眠時間因人而異，不過，就統計上來說，七小時是最佳的睡眠時間（見第五十七頁）。可是，對上班族來說，每天睡七小時卻出乎意料的困難。然而，睡眠不足會導致計算力和判斷力下降，也一定會影響工作效率。

正因為如此，這裡要推薦大家的方法是小睡，也就是養成午睡的習慣。即便只是短時間的睡眠，還是可以消除腦部的疲勞，提高工作效率，但需要注意午睡時間的長度。只要了解最適當的時間，便能讓午睡發揮最好的效果。

強力小睡二十分鐘，提高認知能力

雨晴診所的坪田聰副院長表示：「**小睡可分成四種**，微睡眠（Micro Nap）、迷你睡眠（Mini Nap）、強力小睡（Power Nap）、假日小睡（Holiday Nap）。我們只需要以強力小睡為基本，再視狀況搭配其他小睡就可以了。」

強力小睡是指二十分鐘左右的午睡。如果午休有一小時的話，空出二十分鐘來小睡其實不難。順帶一提，坪田說：「要天天小睡。」依生理時鐘來看，吃完午餐後是睡意最濃厚的時段。如果能利用這個時機好好小睡一下，之後的工作就會進展的更順利。

有實驗實際調查小睡二十分鐘後的作業效率，他們讓十位年輕人打一小時的電腦，中間休息二十分鐘，然後再繼續一小時的作業。結果發現，在二十分鐘內沒有小睡，只有休息的情況下，睡意和疲勞感會隨著時間逐漸攀升。相對之下，如果在休息時間小睡的話，便不易產生睡意，也不會感到疲累，甚至工作欲望也不會衰退（見下頁圖2-3）。

據說ＮＡＳＡ（美國國家航空暨太空總署）在測試太空人的實驗中，也得到相同的結果，甚至報告中還顯示，平均小睡二十六分鐘，可以提高三四％的認知能力、五四％的注意力。

與其說是睡覺，不如說是「打瞌睡」

其實辦公桌、沒有人的會議室、咖啡廳、廁所、電車等噪音比較少，有辦法睡覺的場所都可以小睡。不妨稍微解開領帶或皮帶等束縛身體的配件，讓身體放輕鬆。

圖2-3　靠20分鐘的小睡提升工作效率

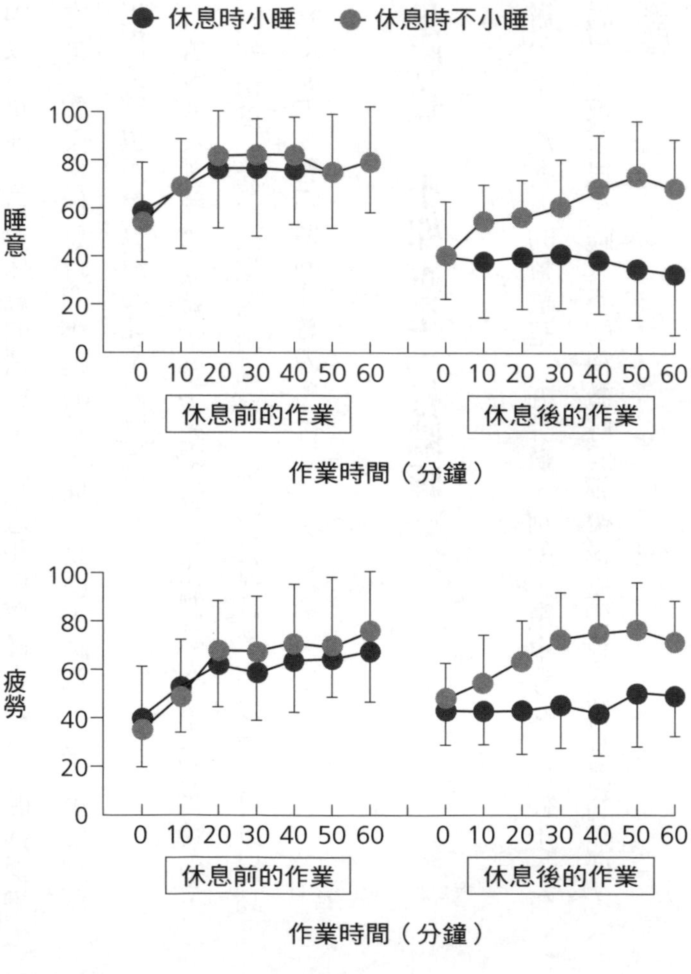

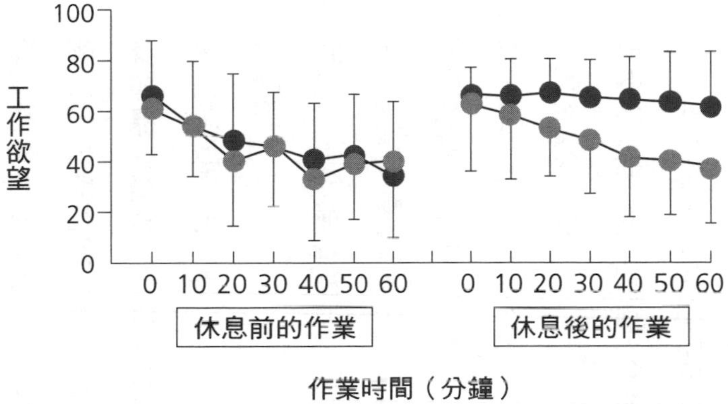

這裡所實施的反覆作業是，在1秒內顯示3個數字，在0.5秒後，又在2.5秒內顯示8個數字，讓受試者判斷起初的數字是否都出現在每次顯示的數字當中。最後以主觀方式判斷「睡意」、「疲勞」、「工作欲望」，分別在每10分鐘，評分感受的程度，總計以100分為滿分。結果發現，透過20分鐘的小睡之後，不管作業時間過了多久，疲勞感仍然不會升高，具有預防疲累的效果。

〔資料來源〕Ergonomics. 2004 Nov; 47(14):1549-60.

重點是睡覺姿勢和時間長度。如果小睡時躺平，就會進入深層睡眠，這樣不僅很難醒來，也要花較長的時間才能徹底清醒。因此，坐在椅子或沙發上，直接**把身體靠在椅背，或趴在桌上，才是最好的小睡姿勢**。「在車上睡覺的時候，座椅請放倒約一百二十度。」坪田說。如果座椅過分傾斜，身體容易陷入深層睡眠。

小睡時間以二十分鐘為標準，因為若睡超過三十分鐘以上，會陷入深層睡眠。所以，與其說是睡覺，不如說是「打瞌睡」才能有效發揮休息效果。

如果沒時間的話，睡十分鐘也可以，這就稱為迷你睡眠。日本廣島大學經過實驗證實，九分鐘以上的小睡可以減少睡意、疲勞，還有降低工作期間的打盹，並提高作業成績❻。

據說已故的前美國總統約翰・甘迺迪（John Fitzgerald Kennedy），睡眠時間少於常人，他就有每天數次迷你睡覺的習慣。

微睡眠一分鐘，效果超乎你想像

如果夜間的睡眠時間較短，沒辦法靠強力小睡或迷你睡眠補足時，就要進一步搭配微睡眠，也就是一分鐘的小睡。僅僅一分鐘的小睡有什麼意義？基本上，一分鐘根本連入睡的可能都沒有，但即便是閉目養神一分鐘，還是有休息的效果。

「有八成的資訊都是經由眼睛獲得，所以即使是閉目養神一分鐘，讓頭腦休息的程度，仍然超出我們的想像。其實很多人都是靠一分鐘的閉目養神

⑥ Sleep. 2005 Jul; 28(7):829-36.

來提振精神、趕走睡意。因此，只要在產生睡意，或準備開會等重要的工作之前，稍微閉上眼睛，休息一分鐘就可以了。」坪田說。

只要能安靜坐上一分鐘，不管是在什麼地方都可以。就算沒辦法入睡也沒關係，關鍵是讓自己放鬆一分鐘，這樣就有休息的意義。**因為睡眠不足而苦不堪言**的日子，**那就在強力小睡之餘，反覆善用微睡眠**來熬過這一天！

除此之外，連續幾天的睡眠不足，要好好利用週末補眠，這就是所謂的假日小睡。坪田說：「刻意延遲起床時間，會使生理時鐘紊亂，所以如果假日要賴床，最多也只能比平日多出兩小時。假日的小睡通常是躺著睡，就算睡上一個半小時也無妨。如果還是感到睏倦，請利用午睡來彌補。」

只要睡一個半小時，就可以獲得快速動眼期睡眠（Rapid Eye Movement，簡稱REM，指在這個時候眼球會快速轉動，同時使身體肌肉放鬆。多數在醒來後能夠回憶的栩栩如生的夢，都是在此時發生）和非快速動眼期睡眠

（Non-rapid eye movement sleep，簡稱ＮＲＥＭ），比較容易自然醒。可是，小睡的時間要在中午十二點至下午三點之間。若晚於這個時段，就會對夜間的睡眠造成不良影響。

睡眠不足會提高罹患生活習慣病或憂鬱症的風險，嚴重時會威脅性命。當然，如果每天晚上都可以確保睡眠時間是最理想的，但嚴苛的現實是往往很難實現這個目標，所以最好善用小睡來彌補睡眠不足。

4 午睡前喝杯咖啡，醒來不再昏昏沉沉

對上班族來說，最令人困擾的就是在吃完午餐後，因為睡意來襲，導致下午打瞌睡，發生工作效率不佳的情況。然而，靠午睡就能有效驅趕睡意。

廣島大學研究所綜合科學研究科的林光緒教授，做了一個有趣的實驗。他讓十位大學生分別體驗「沒有午睡」、「只午睡」、「午睡後馬上洗臉」、「午睡後馬上被強光照射」、「攝取咖啡因後午睡」這五個條件，然後再針對各個條件，自行評估午睡後的嗜睡程度，而午睡的時間長度一律是十五分鐘。

整體評估後發現，醒後感到睡意最少的是，攝取咖啡因後午睡（見第

八十二頁圖2-4）。

「咖啡所含的咖啡因會在十五至三十分鐘內，被吸收到血液裡，因此，咖啡因會在午睡後才產生效用，使人的頭腦變得清醒。在解題測試中也發現，喝咖啡經過一段時間後，所測出的成績是最好的。所以，喝咖啡可以有效減少睡意、提升工作效率。當然，不一定非喝咖啡不可，只要含有咖啡因，就算是紅茶或綠茶都沒關係。」林光緒說。

三十分鐘以上的午睡，反而更睏

不過，午睡最需要注意的是，不可以睡太久。如果睡三十分鐘以上，大腦就會進入深層睡眠，醒後會變得昏昏欲睡，工作效率反而下降。另外，生理時鐘的節律也會紊亂，到了晚上難以入睡，或是造成淺眠等負面影響。

圖2-4　喝完咖啡再午睡，產生的睡意最少

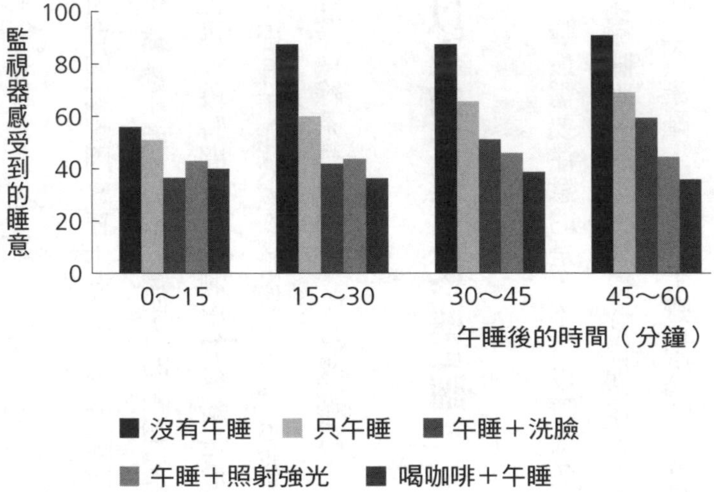

林光緒教授請10位大學生體驗「沒有午睡」、「只午睡」、「午睡後馬上洗臉」、「午睡後馬上被強光照射」、「攝取咖啡因後午睡」5個條件，比較他們午睡開始到覺醒後的主觀睡意。結果發現，只要先喝完咖啡再午睡，醒來後的睡意就會變得比較少。

〔資料來源〕Clinical Neurophysiology 114. 2268-2278. 2003.

那麼，恰到好處的午睡到底是什麼？「不要躺著睡，」林光緒說：「如果躺著睡，就會因為太過舒適而起不來，同時睡眠也會越來越深層。把頭靠在牆壁或椅背，直接坐在椅子上睡覺，或趴在桌上睡覺等**不好睡的姿勢**，才是讓身體休息的訣竅。」

午睡前，先決定幾點睡醒

「午睡後，真的有辦法徹底清醒嗎？不會越睡越睏嗎？」對於這樣不太有自信的人，建議可以嘗試自我覺醒法。「方法相當簡單，只要先想著『要在幾分鐘後起床』，然後再睡就可以了。千萬別過度要求自己幾分鐘之內醒來，因為這樣反而會形成壓力，無法好好休息，所以只要用稍微試試的心情開始就行了。」林光緒說。

這種自我覺醒法，和靠鬧鐘等工具強制叫醒自己的方法完全不同，好處是前者睡醒後會比較清醒，也不易產生睡意。

林光緒表示：「雖然不是很了解自我覺醒法的機制是如何形成的，但只要想著要在幾點起床，身體的確會在醒來之前做好起床的準備。我們的研究發現，**午睡時的心跳和血壓，會在準備起床的三分鐘前逐漸上升**，提高頭腦的清醒度。因此，睡醒後腦袋會比較清醒，工作效率也會跟著提升。」

明明沒有看時鐘，卻可以照著指定時間，做好起床的準備，大家不覺得這種身體機制很神奇嗎？

就算剛開始無法在自己所預想的時間內睡醒，但只要多嘗試幾次自我覺醒法，就可以成功。若還是覺得不安，也可以用手機的鬧鐘功能當作保險來測試。把鬧鐘設定在預定時間的一分鐘後，這麼做的用意在於，能知道自己是否在鬧鐘響起前自然醒。假設成功在預定時間內起床，且醒來一分鐘後鬧鐘才響，那就代表你將自我覺醒法運用自如。

當然，這種方法也可以應用在早上起床的時候（會在第一八一頁詳細解說），請各位讀者務必嘗試看看。

第三章

別小看疲勞囤積的「異常徵兆」

1 不吃早餐，等於製造時差折磨自己

早上起床後只要先晒晒太陽，感受陽光，就能調整生理時鐘的偏差，同時引導身體進入覺醒模式。另外，和晒太陽一樣重要的是吃早餐。

日本早稻田大學先進理工學院的柴田重信教授說：「一天以二十四小時的週期循環，但**我們的生理時鐘會比二十四小時稍微長一點**，一旦持續這樣的偏差，生理時鐘每天計算的時間，大約會往後延長〇．五小時。不過，只要早起**晒太陽，生理時鐘就會按下早上的開關，重置身體機能、修正偏差**，頭腦便會清醒。同樣的，**吃早餐也可以獲得清醒的效果**。」

人全身上下大約有三十七兆個細胞，每個細胞裡面都內建了「時鐘基因」（Clock Gene）。由這些時鐘基因構成的生理時鐘主要分成兩種，分別是位於腦部的中樞時鐘，和位於內臟的末梢時鐘。

柴田說：「中樞時鐘位於腦部的視交叉上核（Suprachiasmatic nucleus，簡稱SCN），它會因為受到光的刺激而重置。另一方面，末梢時鐘則存在於胃、食道、肝臟、腸……全身上下的內臟，要重置末梢時鐘，關鍵就在於飲食。」

攝取飲食後，末梢時鐘便會開始運轉，並刻劃出生理時鐘的節律。柴田等人在使用老鼠所做的實驗中，透過飲食調查肝臟的時鐘基因。結果發現，早餐使生理時鐘重置的效果最好，原因居然和斷食的時間有關。

夜貓子是怎麼形成的？跟晚餐有關

「基本上，吃完晚餐後到隔天吃早餐之間不會進食，所以早餐是一天當中，空腹時間最長的一餐。早餐的英文是「breakfast」，意思就是突破（break）斷食（fast）。關鍵在於把糖帶進細胞裡的胰島素，當我們一吃東西，它的分泌量便會增加，尤其是在長時間斷食後進食，會增加得更多。胰島素會在各個內臟發揮作用，讓時鐘基因開始運轉。」

因此，吃早餐會使胰島素上升，藉此讓身體按下早晨的開關，於是生理時鐘就會開始刻劃全新的一天。可是，現實中也有很多人堅持睡到最後一刻才起床，便趕著上班、**沒空吃早餐**。這樣一來，**就無法開啟早晨開關**，**讓內臟覺醒**，導致中午前一直處於精神呆滯、體溫無法確實提升、睡意揮之不去等狀況，身體狀態也會每況愈下。

「顯然，這種狀態就是生理時鐘沒有調整好時差，」柴田說：「如果把各個內臟器官比喻成管弦樂隊的話，就會變成各彈各調的情況。」

不吃早餐的生活型態，除了賴床之外，也和前一晚的晚餐有很大的關係。首先，太晚下班回家的話，晚餐時間也會變晚。而且因為一直餓著肚子，所以就容易暴飲暴食或吃太快。又因為隔天需要早起，就在肚子飽脹的狀態下，上床睡覺。這樣一來，就算早起，也會因為消化不良，導致食慾不佳。

另外，最麻煩的是，**太晚吃晚餐會讓生理時鐘轉為夜晚型**。柴田說：「假設早上七點吃早餐，午餐是中午十二點，晚餐則是晚上十點，然後晚上十二點睡覺，隔天早上七點起床。這樣一來，午餐和晚餐之間的時間，就會變成一天當中最長的斷食時間，於是晚餐反而像是早餐，身體會在晚上按下早晨的開關，使生理時鐘紊亂。」（見下頁圖3-1。）

圖3-1　吃晚餐的時間越晚，生理時鐘就會逐漸偏向夜晚型

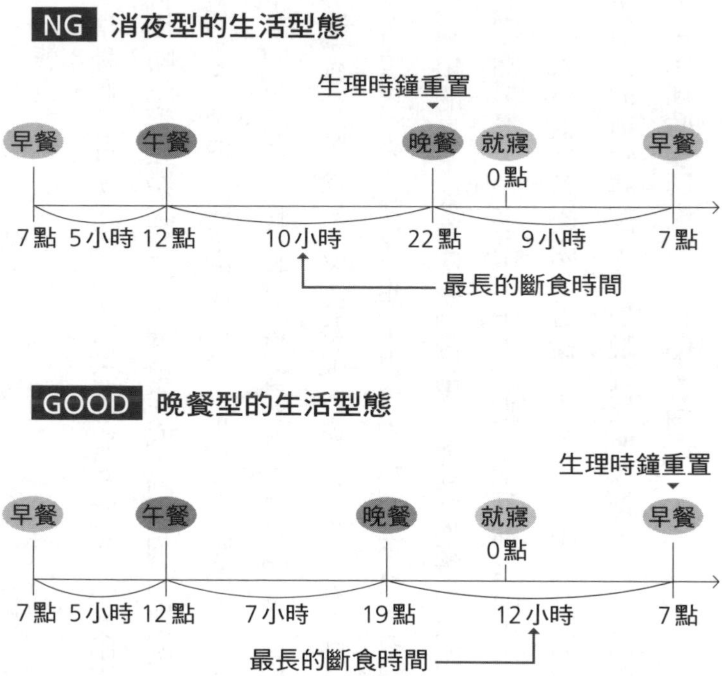

如果12點吃完午餐，直到晚上10點才吃晚餐，晚餐就會變成一天當中最長斷食時間的終點，然後就會在晚上按下早晨的開關，使生理時鐘重置，變得紊亂。

胖？因為你太晚吃晚餐

正因為一般人都是從早上開始工作，所以夜生活型態帶來的負面影響很大。若熬夜工作，到了隔天仍必須早起，睡眠時間就會變得更短，原本就有時差的身體便持續惡化。甚至，如果養成太晚進食的習慣，也容易造成肥胖。

夜行性的人為了彌補平日的睡眠不足，大都會在週末睡大頭覺。但德國的研究發現，**平日和週末的睡眠時間差異越大，越容易導致身材肥胖**；另外也有報告指出，差異越大，考試分數也會越差。「習慣夜貓子的生活，會使新陳代謝持續惡化，也會對工作效率造成不良的影響。」柴田說。

就算如此，畢竟也有加班的問題，很難在較早的時間吃晚餐……柴田的建議是少量多餐：「如果是晚上十二點睡覺的人，可以在晚上六點或七點的時候吃些輕食，回家後，晚餐想吃的分量自然變少。這樣一來，就可以預防身體變成夜行性。基本上，晚上只需要睡覺就好，所以不需要吃太多。」

結論可歸納成三點。晚餐盡量早點吃（如果有困難的話，就採用少量多餐），確保晚上的斷食時間。然後，早上醒來後，在陽光下吃早餐。這樣一來，就可以預防時差和代謝症候群。

2 週末賴床、早午餐，跟天天夜貓子一樣傷身

平日要早起，總是睡眠不足，所以至少週末要睡飽一點……應該有很多人都這麼想吧？可是，明明星期六、星期日都睡得很飽，身體狀況卻不見好轉，尤其是休假結束後的星期一更是痛苦，大家是否曾有這樣的經驗？

其實就像前面說的，週末賴床有個陷阱，那就是會不知不覺造成時差。

我們請到日本江戶川大學社會學院的福田一彥教授來為大家解惑，他說：「就算平日過著規律且早睡早起的生活，但如果到了週末就熬夜或是睡懶覺，往後延遲睡覺或起床時間的話，就會導致生理時鐘紊亂，引起時差症

狀，這種狀態稱為社會性時差（Social Jetlag）。近年來，這種現象在睡眠研究人員之間相當受到矚目。大家往往以為只有週末紊亂沒有關係，但長時間維持這種習慣，對身體造成的影響絕對不容小覷。」

輪班作業，容易致癌

基本上，所謂的時差，是生理時鐘和生活作息之間產生偏差，導致嗜睡、食慾不振、集中力下降等身體不適的情況。不只去國外旅行或出差會造成時差，其實日常生活中也經常發生，原因就在於睡眠時間過於混亂。

最典型的是上夜班等輪班工作。過去的研究發現，輪班工作不僅會引起睡眠障礙，同時也會提高罹患癌症、肥胖、高血壓和糖尿病等生活習慣病，還有狹心症等缺血性心臟病、憂鬱症等精神疾病的風險。

例如，以癌症的情況來說，輪班工作本身就被認為具有致癌性。世界衛生組織（World Health Organization，簡稱WHO）旗下的組織國際癌症研究機構（International Agency for Research on Cancer，簡稱IARC）把致癌風險分級，結果輪班工作列為第2A類致癌物（按：IARC將致癌物分為四級，第一級致癌物指有足夠的證據，表明該物質或行為可能導致癌症，常見的有吸菸、二手菸、吃檳榔等；第二級則分為兩類，第2A類對人體致癌可能性較高，在動物實驗中發現充分的致癌性證據，如攝氏六十五度以上的熱飲料產生的丙烯醯胺等；第2B類致癌物對人體致癌的可能性較低，常見的有泡菜、汽油等三百項物質或職業及行為；第三級致癌物指尚無法歸類為對人類的致癌性；第四級致癌物則指可能對人類沒有致癌性）。

另外，也有報告❼指出，社會性時差持續的時間越長，身高體重指數（Body Mass Index，簡稱BMI）就會越高，尤其在肥胖者身上，這種傾向特別顯著。

週末吃早午餐，會危害身體

雖然夜生活或週末賴床不比輪班工作嚴重，但同樣也容易因社會性時差，而引起身心不適。有報告指出，**社會性時差也會導致腦力下降**、白天嗜睡或是抑鬱增加的傾向，且和大學生的學業成績有關❽。

另外，這種問題並不光局限在成人身上。福田曾以全日本一千個有一至五歲幼兒的家庭為對象，針對幼兒的睡眠和飲食等生活習慣、身心狀況等進行提問，調查生活模式的相關內容。結果發現，週末賴床的影響，遠遠超出大家的想像。

在這項調查中，生活模式被分類成「超夜型」、「夜型」、「略夜型」、

「早睡早起」、「週末賴床」五種組別。在這當中，早上心情不好、身體狀況不佳、容易感冒等負面狀態最多的是超夜型。相反的，早睡早起的組別症狀最少且健康。

截至目前的結果都在預料之中，而最出乎意料的是**週末賴床**的組別。儘管這個組別平常都過著，和早睡早起的組別相同的理想生活，但**早上心情不佳、容易感冒的程度，卻比略夜型組別高出許多**。

「不管是哪個組別，都有週末起床和吃早餐的時間比平日延遲的傾向，可是，週末賴床組別的落差特別大。其中更有因早餐時間大幅延遲，便在十一點吃早午餐的家庭。吃早餐和照射晨光同樣重要，具有重置生理時鐘的

---

⑦ Till Roenneberg, et al.Current Biology Vol.22, Issue10, 939-943, 2012.
⑧ Haraszti RA, et al.Chronobiol Int.Jun;31(5):503-12.2014.

作用。但週末賴床組別因為早上賴床、加上晚吃早午餐的關係，反而使生理時鐘更紊亂。」福田說。

週末賴床和天天熬夜，都會肥胖

那麼，週末該怎麼度過才正確？「最好的做法，是在與平時相同的時間睡覺，在相同時間起床。不過，我可以理解，難得假日、希望可以多睡一點的心情。既然如此，至少要把偏差控制在一小時以內❾，這樣社會性時差就不會惡化。當然，關鍵在於不要熬夜，晚上早點睡，就能確保更長的睡眠時間。」福田建議。

另外，在前述的睡眠時段和健康狀態的相關調查中，除了孩童之外，同時也詢問了他們的母親。結果發現，生活規律且早睡早起組別的媽媽，偏食、肥胖、壓力的情況最少，家庭收入也比較高。然而，與其完全相反的是，超夜型組別的媽媽。順帶一提，週末賴床組別的肥胖比例，僅次於超夜型組別。

福田表示：「這次的調查結果不僅源自於幼兒的生活模式，也可說是源自於家庭的生活習慣。也就是說，不光是幼兒，母親也受到社會性時差的影響。夜型生活導致社會性時差惡化是可預料的，但老實說，過去從未想過，僅僅在兩天的週末賴床，就會擾亂整體的生理時鐘。連我看到資料之後，都嚇了一跳。」

習慣週末賴床的人，不如從這星期開始，重新檢視假日的睡眠吧！

---

⑨如果平日和週末的起床時間，偏差兩小時以上就不太好，可是，並不代表在兩小時左右的極限內起床就合適，建議盡量控制在一小時以內。

3 便祕是睡不好害的

排便不順的人都睡不好嗎？排便和睡眠乍看之下似乎沒什麼關聯，但其實兩者之間有著相當密切的關係。有報告指出，比起排便正常的人，有便祕等排便異常狀況的人，睡眠品質和量都比較低。

根據以四百四十四位居住在日本東京圈、二十歲至四十五歲的女性為對象，針對她們排便和睡眠狀態等調查的結果發現，便祕或是患有反覆引起腹瀉或腹痛的大腸激躁症（Irritable Bowel Syndrome，簡稱ＩＢＳ）的人，和沒有排便問題的人相比，睡眠品質比較不好。具體來說，多半有平日睡眠時間較短、日間嗜睡、起床時間不規律、夢遊或做惡夢、夢魘等症狀（稱為異眠症〔Parasomnia〕）的傾向（見下頁圖3-2）。

日本睡眠評估研究機構的白川修一郎教授，過去曾做過這項調查。他指出，其實男性也有相同的問題。

一旦睡眠不足，腸道蠕動就容易減緩

話說回來，為什麼排便和睡眠有關係？是因為排便不順，所以才會睡不好？還是因為睡不好，所以才會導致便祕？

白川表示：「應該是從睡眠的問題著手。一旦**長時間持續睡眠不足或不規律的睡眠習慣，自然就會導致便祕**。事實上也有調查發現，和睡七至八小時的人相比，睡五小時以下的人，有較多排便異常的情況。」

圖3-2　排便不順的人，睡眠健康危險度較高

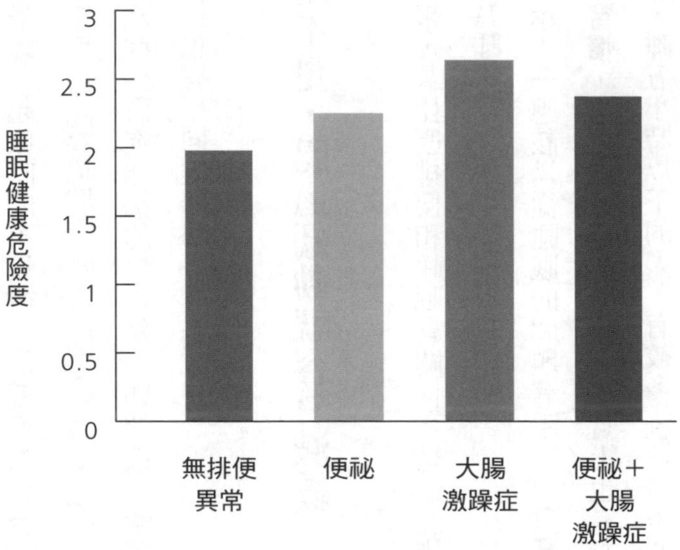

針對居住在東京圈的444位女性（20～45歲），使用問卷調查排便與睡眠的關係。有便祕或大腸激躁症的人和排便正常的人相比，代表睡眠整體障礙度的「睡眠健康危險度」的總得分最高。

〔資料來源〕日本女性身心醫學會雜誌《女性心身醫學》，Vol. 10, No.2, pp. 67-75, 2005。

睡眠不足且導致排便不順的主要原因有三個，分別是自律神經的問題、睡前的暴飲暴食，以及生物節律紊亂。

首先，睡眠不足，會導致自律神經無法獲得充分的休息，容易引起自律神經失調。因為消化道的運動由副交感神經支配，所以一旦它變得遲鈍，腸道的蠕動速度就會變得緩慢，容易形成便祕；相反的，副交感神經如果過度興奮，速度就會變快，成為導致大腸激躁症的原因之一。

吃完早餐後就想上廁所的原因

「事實上，**睡前是一天當中食慾最旺盛的時段**。這是為了囤積在睡覺期間所需要的熱量，可說是生物與生俱來的習性，所以一旦睡眠不足，這個欲求就會變得更強烈。很多上班族因為睡眠不足，加上回家時間又晚，於是很多人會在睡前暴飲暴食。但這樣一來，**睡眠品質就會越來越差**，導致代謝症候群。甚至**隔天不想吃早餐，進而造成便祕**。」白川說。

晚上太晚吃飯，沒有消化掉的食物就會殘留在胃裡，如果在這種狀態下睡覺，便無法充分休息，睡眠品質也會跟著下降。而且，早上起床後，身體會處於消化不良的狀態，影響食慾。如此一來，也就不會好好吃早餐，進而導致便祕。

基本上，食物在早上進入空蕩蕩的胃之後，會誘發腸道大幅蠕動的胃結腸反射（Gastrocolic Reflex）。腸道內的糞便，會被推擠到肛門附近的直腸，促進便意。吃完早餐後，之所以會想去上廁所，就是因為這個原因。可是，如果未消化的食物殘留在胃裡，不僅無法產生食慾，就算吃了早餐，胃結腸反射也會變弱，不容易排出糞便，因此便祕。

最後導致排便不順的因素，是生物節律的紊亂。消化道的作用和睡醒節律（Sleep-Wake Rhythm）完全一致，白天清醒時變得活潑，晚上睡覺時則變得緩慢。也就是說，晚上睡覺的時候，消化道的吸收作用也會跟著身體進入休息模式。如果睡眠或起床時間不規律，消化道就會跟著混亂，自然無法正常排便。

晚餐別吃太飽或太晚吃，就能改善排便

睡眠和排便之間的關係，確實比我們想像的更深。為了改善這樣的狀況，白川說：「最重要的是改善睡眠不足的問題。」

「首先，請試著**比平常提前三十分鐘上床**（多睡三十分鐘）。當然，絕對禁止睡前暴飲暴食。**晚餐要在睡前三小時內吃完**，若肚子真的餓到受不了，就吃點熱量較低、又可以較快排出胃部的食物，例如吃果凍，稍微抑制

飢餓感就可以了。」白川說。

因為加班等因素，而不得不晚歸的時候，也可以先在辦公室吃顆飯糰，回家之後再吃點飯菜，也就是採用「少量多餐」（見第九十三頁）。這樣一來，早上起床的時候便會呈現空腹的狀態，自然就吃得下早餐。此外，早餐的分量也得足夠，才能引起胃結腸反射。

「不要選擇流質食物，需要咀嚼的固體食物才是最重要的。」在空腹的狀態下，提前三十分鐘睡覺，到了早上就像往常般起床、吃早餐。這樣一來，吃完早餐後就會產生便意，改善排便問題。而且，睡眠時間增加後，白天嗜睡的情況也會減少，同時提升工作效率。於是，白天的活動就會增多，晚上也會睡得更安穩……一切會持續朝更好的方向發展。

「當然，睡眠和排便會惡化，是因為長年的生活習慣所導致，並非一朝一夕就能改善。可是，只要提早睡覺，身體會在一至兩星期內，逐漸習慣這個循環週期，便能更早感受到變化。所以，即使只提前三十分鐘睡覺，也能帶來相當大的好處。」

4 睡眠不足導致大腦變小、成人提早失智

一旦熬夜，腦袋就會變得遲鈍，這絕對不是危言聳聽。RESM新橫濱睡眠與呼吸醫療保健診所的白濱龍太郎院長說：「如果睡眠不足的日子持續好幾天，記憶力和認知能力就會明顯衰退。」

睡眠對維持記憶力來說特別重要。難怪常有人說，考前臨陣磨槍的時候，絕對不可以徹夜未眠（熬夜）。

「記憶可以藉由睡眠使印象更加鞏固，所以比起一直醒著，睡覺反而可以提高記憶力。」白濱說。就算犧牲睡眠時間，成功的背下英文單字，可是

一旦忘光，熬夜就沒有意義了。與其如此，反正記下的單字數量也不多，還不如多少睡一下會比較好。

「掌管記憶的是大腦裡的海馬迴（Hippocampus）。有研究發現，**睡眠時間較少的兒童，海馬迴的體積會變小**。而且，以成人為對象的數據也可以觀察到，睡眠時間足夠的人，記憶力比較強。」

美國也有一個研究是以一百二十位高中生為對象，調查睡眠時間和考試成績之間的關聯。根據結果來看，睡眠時間長達七．五小時、就寢時間大約在十點半左右的學生，成績比較好（見下頁圖3-3）。也就是說，成績好的學生比較早上床睡覺，一覺醒來精力相對充沛。由此可見，犧牲睡眠時間不僅辛苦，學習效率也會變差。

這個問題並不局限於年輕人。對於想要提高記憶力和判斷力，以及提升工作效率的人來說，足夠的睡眠相當重要。

圖3-3　睡眠時間較長且越早就寢的學生，成績越好

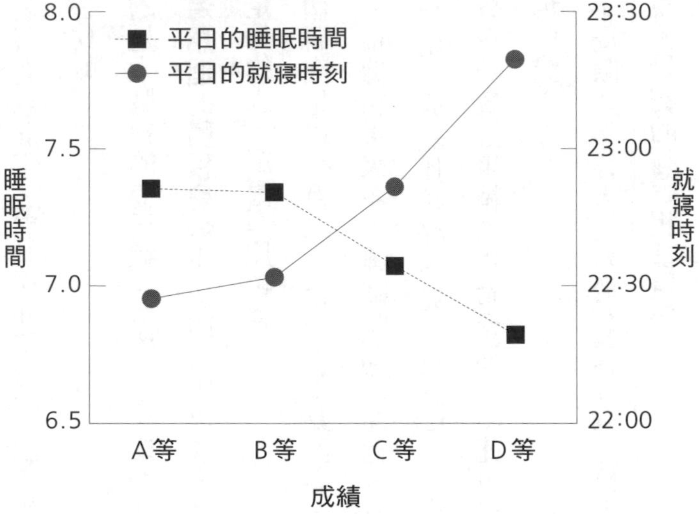

有美國研究團隊以120名高中生為對象，調查他們睡眠時間和考試成績之間的關係。結果發現，睡眠時間如果長達7.5小時，就寢時間大約在晚上10點半左右的學生，成績比較優異。

〔資料來源〕Child Dev. 1998 Aug; 69(4):875-87.

睡眠不足也會提高阿茲海默症的發病風險

睡眠不足不光導致記憶力衰退，更可怕的是，「慢性睡眠不足，也會影響未來罹患失智症的風險。」白濱如此警告。

根據厚生勞動省統計，日本在二〇一二年約有四百六十二萬失智症患者，六十五歲以上的高齡者占一五％。估計二〇二五年將會達到七百萬人。

（按：根據臺灣失智症協會推估，臺灣在二〇二二年十二月底約有三十一萬九千多名失智症患者，其中六十五歲以上的高齡者中，老年失智人口占七．五四％。估計二〇三一年的失智人口逾四十六萬人，且未來的二十年之中，**臺灣失智人口數以平均每天增加近四十八人**，每三十分鐘增加一位失智者的速度成長。）

雖然失智症有血管性失智症（Vascular dementia）和路易氏體失智症（Dementia with Lewy bodies，簡稱DLB）等類型，但其中最常見的則是阿茲海默症（Alzheimer's disease，簡稱AD），是因為名為「乙型澱粉樣蛋白（β-amyloid）」的蛋白質在腦部囤積，破壞腦部的神經細胞所引起。

現在還不知道為什麼乙型澱粉樣蛋白會囤積，所以目前也沒有確切方法可治療阿茲海默症。可是，並非沒有預防的方式。

「在**睡眠期間，大腦會清除多餘的乙型澱粉樣蛋白**。但上了年紀後，褪黑激素的分泌減少，睡眠會變淺，因此容易堆積乙型澱粉樣蛋白。若要確實消除白天增加的乙型澱粉樣蛋白，就必須睡六小時三十分鐘以上。」

如果睡眠長期未達六小時三十分鐘，累積的乙型澱粉樣蛋白便無法處理乾淨，就像還不完的債一樣不斷增加，**提高罹患阿茲海默症的危險**。

其實已經有資料證實，睡眠時間較短的人，罹患阿茲海默症的機率比較高。二〇一五年也曾有研究[10]結果發表，當腦內的乙型澱粉樣蛋白增加，睡眠品質就會降低，甚至更容易囤積乙型澱粉樣蛋白，造成惡性循環。

三十分鐘小睡，把失智風險降到五分之一！

儘管如此，對每天被成堆工作追著跑的上班族來說，很難經常保持六小時三十分鐘的睡眠。因此，這樣的人就得想辦法找出空間的時間，利用小睡來彌補。只要睡十分鐘或二十分鐘，便能超乎想像的消除疲勞。

而且，根據日本國立精神暨神經醫療研究中心的調查，定期花三十分鐘

⑩ Nat Neurosci. 2015 Jul; 18(7): 1051-7.

左右小睡，可以讓阿茲海默症的風險降低至二〇％。

可是，小睡超過一小時卻有反效果。「很多阿茲海默症患者『小睡』的時間多達三小時。雖然多睡似乎可以減少乙型澱粉樣蛋白，但長久來看，反而會對夜間的睡眠造成不良影響。」白濱推測。

為了預防阿茲海默症，別忘了時時提醒自己，要維持充足的睡眠。

第四章

睡前伸展，快速入眠

1 伸展五式，五分鐘全身放鬆

大家是否曾有在按摩時，迷迷糊糊睡著的經驗？因為肌肉的緊繃感消除之後，精神也會跟著放鬆，便逐漸陷入安穩的睡眠。

煩惱重重、肌肉僵硬的身體，就算躺在床上，仍遲遲無法入睡。因此，睡前的按摩和伸展操，是幫助改善睡眠的有效方法。

仲野孝明為姿勢治療專家、仲野整體東京青山（按：用手的力量矯正骨骼、調整身體各處的均衡，以此來改善體質、增進健康等的整體機構）院長，他總是透過骨骼或肌肉的治療來改善睡眠。接下來，他將為大家介紹五種睡前伸展操。全部做完只需要花四至五分鐘，簡直就是忙碌上班族的一大福音。

伸展背部、手臂、腳踝

① 背部伸展操

在仰躺的狀態下，慢慢把手腳往上下伸展三十秒左右。即便只是這麼一點小動作，效果還是不容小覷。這個動作可以讓身體放鬆、緩解緊繃，矯正姿勢並達到深層呼吸，讓你睡得更好。

「訣竅是，注意伸展手腳的末端（指尖）。」全身確實伸展，就可以提高擴展效果。

②圓柱伸展操

接下來是在就寢前，以仰躺姿勢做圓柱伸展操。這個動作的放鬆效果，比背部伸展還要好。

首先，把浴巾摺成三折，從前面往內捲成圓柱狀，盡量纏繞的越緊越好。接著把浴巾放在脊椎的位置，將身體仰躺在浴巾上面，讓毛巾的前端接觸頸部。雙臂自然伸展，沿著身體擺放。接下來一邊緩慢呼吸、一邊在伸展手肘的狀態下，把雙臂往上拉，像是畫半圓、高舉萬歲那樣，把手臂拉至頭頂。這個時候必須注意手臂、肩膀、背部的肌肉是否確實伸展。

然後，手掌朝向天花板，慢慢吐氣，一邊從雙臂開始一路伸展至指尖、一邊在床上滑動雙臂，宛如畫大圓般，讓手臂回到最初的位置。重複這樣的動作兩至三次。

圖4-1　讓身體放鬆的「圓柱伸展操」

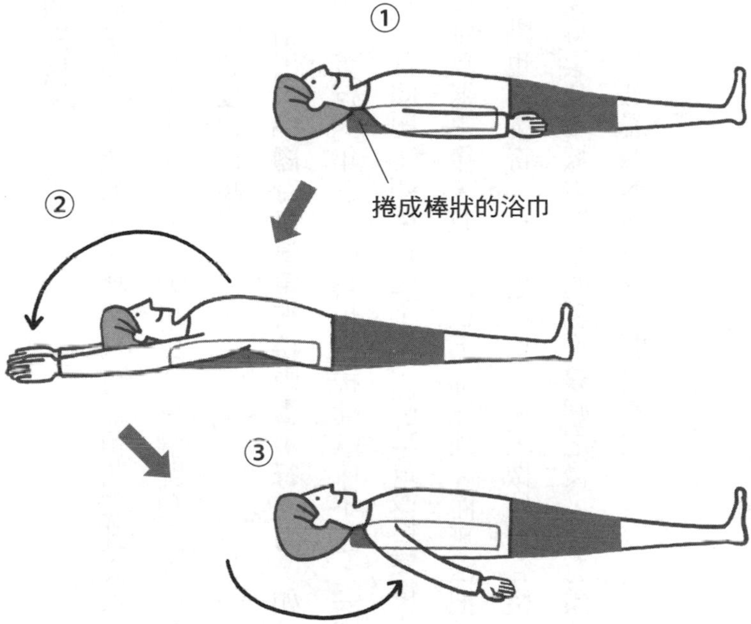

① 把浴巾摺成三折，從前面往內捲成圓柱狀，並直放在脊椎的位置，接著仰躺在浴巾上面，雙臂自然平放。

② 一邊緩慢呼吸、一邊在伸展手肘的狀態下，像是畫半圓、高舉萬歲那樣把雙臂往上拉，且把手臂拉至頭頂。手掌則朝向天花板。

③ 慢慢吐氣，在床上滑動雙臂，宛如畫大圓一般，讓手臂回到最初的位置。這樣的動作重複2～3次。

③ 腳踝伸展操。

這個動作除了能幫助入睡，也可以預防腳趾衰退。做法很簡單，只要把腳趾和手指交扣，轉動腳踝就可以了。腳趾和腳踝受到刺激，血液循環變好之後，腳就會變得溫暖。

仲野指出：「**腳趾衰退會直接影響步行能力**。如果腳趾的動作變差，不僅會縮短可步行的年數，同時也會提前臥床不起。」穿鞋子生活的現代人，很少注意腳趾問題。如果置之不理，腳趾會慢慢變得無法動彈。

「腳趾衰退之後，有些人會因為疼痛，而無法把手指放入腳趾之間，但會這樣一點也不稀奇。」可是，只要每天做仲野介紹的腳踝伸展操，自然就會慢慢變得柔軟。據說腳趾的動作變好之後，也有預防捲甲（按：指甲捲曲變形，把甲床包覆起來的模樣）的效果。

圖4-2　促進腳部血液循環、幫助安眠的「腳踝伸展操」

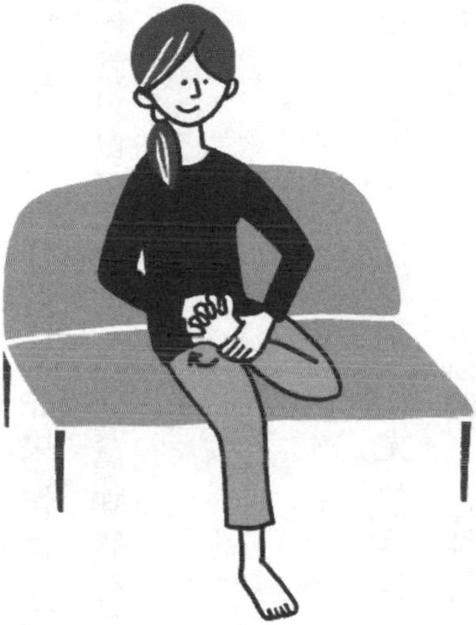

① 坐在椅子上，把左腳往內側拉攏，宛如雙手緊扣般，把左腳的腳趾和右手的手指交扣在一起。
② 左手抓住腳踝固定，慢慢轉動右手。
③ 抓住一根根腳趾，往外拉伸，然後朝上下左右轉動。
④ 再換右腳的腳趾和左手的手指交扣在一起，進行相同的動作。

伸展胸、髖關節

先嘗試前面介紹的三種伸展操，如果還是無法順利入睡的話，就再追加以下兩種伸展操就可以了。這兩種伸展操都能有效調整姿勢、緩和緊張情緒、調整呼吸。

④氣球伸展操。

這個動作是伸展胸部。仲野說：「尤其建議在辦公桌前工作、長時間前傾，或有肩頸痠痛問題的人，一定要做。」就算只做一次也沒關係，坐在椅子上，筆直的伸展脊椎，重複三次左右也可以。

圖4-3　放鬆胸部和肩膀的「氣球伸展操」

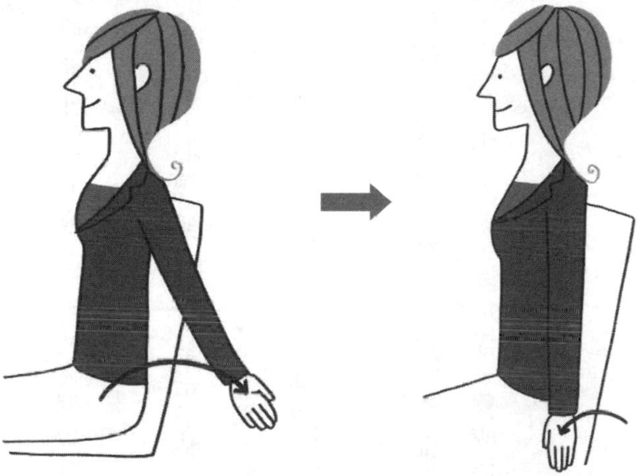

① 深坐在椅子上，使坐骨垂直挺起，脊椎筆直伸展。
② 手掌朝向前方，一邊深呼吸、一邊將雙手緩慢往後展開，使肩胛骨靠攏。
③ 雙手延伸到極限後，憋氣3秒。
④ 一邊吐氣、一邊慢慢把雙手回歸原位。

⑤盤腿伸展操。

這是放鬆髖關節的伸展操。「現代人很少有機會活動髖關節，所以身體往往容易變得僵硬。」

在盤腿的狀態下，把雙腳的腳掌緊密平貼，一邊吐氣、一邊慢慢往前傾倒上半身。重點是不要彎曲腰部。這樣一來，髖關節就可以變得柔軟。盤腿伸展操只做一次也沒關係，重複三次左右也行。

大家覺得如何？伸展操一點都不難，全部做完頂多需要五分鐘左右，簡單且容易持續，只要像刷牙或洗澡那樣，養成這個「睡前儀式」就可以了。

圖4-4　放鬆髖關節的「盤腿伸展操」

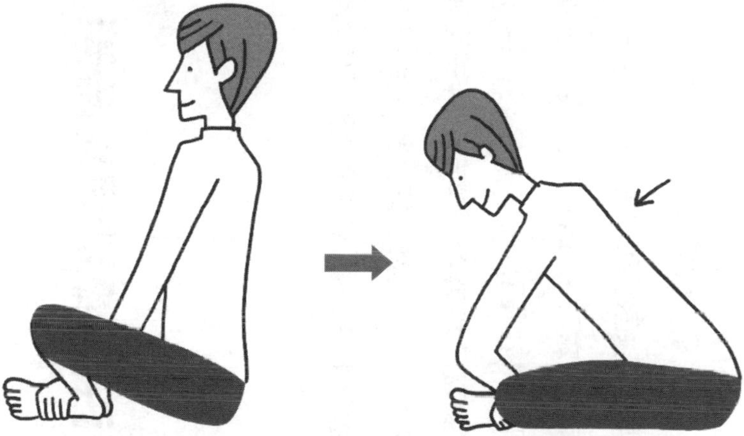

① 先盤腿，雙腳的腳掌緊密平貼。下巴內縮、挺胸，筆直的伸展脊椎。

② 一邊吐氣、一邊慢慢往前傾倒上半身。在背部伸展的狀態下，以肚子、胸部、臉部的順序慢慢貼近地板。

③ 往前傾倒到極限後，維持30秒。要感覺到大腿內側肌肉確實的伸展。之後慢慢的回到原本的姿勢。

2 「漸進式肌肉鬆弛法」，不只治失眠

大家應該都曾有因為隔天要進行重要簡報，所以前一晚緊張到遲遲無法入睡的經驗吧？這篇要介紹的肌肉鬆弛法，是藉由體操緩和緊張，以幫助入睡。

這個方法的正式名稱是「**漸進式肌肉鬆弛法**」，可以有效改善失眠。此方法原本是一九三〇年代，由美國神經生理學家艾文・傑各布森（Edmund Jacobson），為了減緩不安所構思，之後漸漸應用於失眠的治療。

早稻田大學人類科學學術院的岡島義助教，一直為許多失眠患者指導肌肉鬆弛法，這邊就請他為大家解惑。

對高血壓、潰瘍、頭痛、頻尿也有效

「緊張不安和放鬆的關係，就像是天秤的兩端。首先記住在身體上施力的感覺。只要釋放那股力量、放鬆肌肉，就能同時舒展精神，自然能夠一夜好眠。」這個方法對許多失眠症患者非常有效，在分析過去的研究後也發現，能大幅提升入睡和睡眠的品質（見下頁圖4-5）。

失眠患者的入睡時間，從六十三分鐘減少至二十八分鐘。「睡眠時間」從五．三小時，增長為六．二小時。「睡眠品質」以最高七分的熟睡感作答，結果從三．三分上升至四．九分。

「除了治療失眠之外，還有很多效果。」岡島說。已經有研究證實，漸進式肌肉鬆弛法可以**改善高血壓和心律失常**。另外也能**預防胃潰瘍和十二指**

圖4-5　在睡前實施肌肉鬆弛法，便可改善「入睡時間」和「睡眠品質」

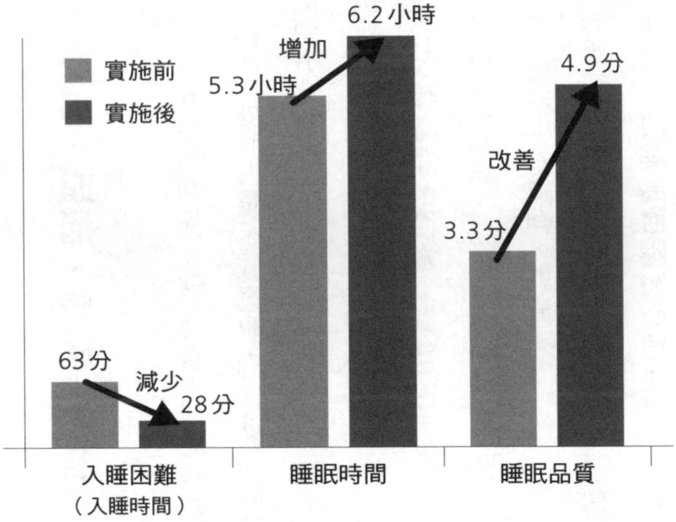

以50名慢性失眠的患者（男女各半，年齡為24～79歲，平均39歲）為對象，請他們連續4週、在就寢前實施肌肉鬆弛法。在「入睡困難」的項目中，入睡時間從63分鐘減少至28分鐘。「睡眠時間」從5.3小時增長為6.2小時。「睡眠品質」以最高7分的熟睡感作答，結果從3.3分上升至4.9分。

〔資料來源〕引用自Turner RM et al: J Consult Clin Psychol 47:500-508, 1979，部分內容由岡島義編製。

腸潰瘍等症狀；**對於緊張型頭痛具有即效性**，同時也有**改善頻尿**的效用。

此外，在精神方面則有**消除焦慮**、使心靈更穩定的功效。如果在工作疲累時，採用漸進式肌肉鬆弛法，腦袋就會變得更清晰，工作效率也會變好。而且把這種方法作為失眠對策時，只要在睡前做就可以了。整套做下來大約須花費十五分鐘左右。

用力五秒、放鬆二十秒

①基本坐姿

取下皮帶、手錶、眼鏡等束縛身體的配件。為了專注在全身肌肉放鬆的感覺，要關掉電視和收音機，盡量讓房間保持安靜。

找張堅固的椅子坐下來，而不是坐在柔軟的床或沙發，而且要淺坐，不要靠著椅背。腳打開與肩同寬，腳底平貼在地板上。膝蓋的角度呈九十度，手放在膝蓋上面，這就是基本姿勢。

接下來各種動作，在用力時，大約使出全力的八成左右，持續五秒。之後，放鬆二十秒左右，專心感受肌肉放鬆的感覺。秒數不需要非常精準。

圖4-6　基本坐姿

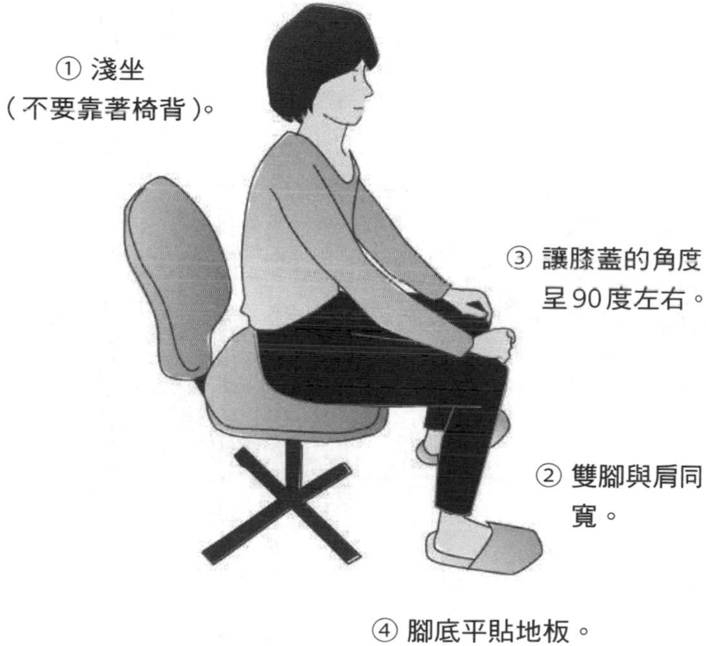
① 淺坐
（不要靠著椅背）。
③ 讓膝蓋的角度
呈90度左右。
② 雙腳與肩同
寬。
④ 腳底平貼地板。

②放鬆手掌

把手肘和前臂放在大腿上，將上半身的重量靠在大腿上。手腕超出膝蓋，然後把手掌朝上（見圖4-7）。

用八成左右的力量握拳，扭轉成九十度朝內側，使拳頭呈縱向，維持五秒。然後放鬆二十秒左右，仔細感受手掌放鬆的感覺。接著再握拳五秒，這次要掌握「指甲戳進手掌而疼痛」、「手指關節伸展」等用力的感覺。然後再次放鬆，感受二十秒放鬆的感覺。

最後，用力張開手掌五秒，感受手指伸展的感覺。接著放鬆二十秒左右，感受鬆緊之間的變化。

③放鬆手臂

從基本姿勢開始，輕輕握拳，彎曲手肘。將手肘用力緊貼身體兩側，維

圖4-7　放鬆手掌

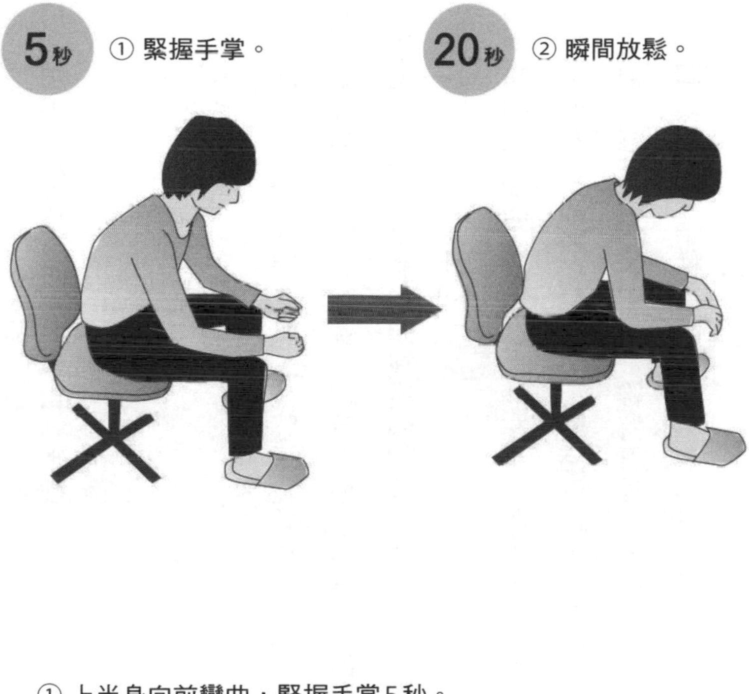

① 上半身向前彎曲，緊握手掌5秒。
② 瞬間放鬆，靜止20秒左右。再做一次相同的動作，緊握手掌，瞬間放鬆。
③ 用盡全力張開手掌5秒，瞬間放鬆，靜止約20秒左右。

持五秒。放鬆後，讓手垂落在大腿上，靜止二十秒左右，感受手臂放鬆的感覺（見圖4-8）。

④放鬆頸部

首先從上下的活動開始。伸展背肌，把脖子往前伸，並朝下低垂，下巴緊靠胸部，一邊感受後頸部伸展的感覺，維持五秒。然後在不挪動肩膀的狀態下，慢慢往上抬起頭。在盡可能把頭往後仰的狀態下，維持動作五秒，注意喉嚨伸展的感覺（見一三八頁圖4-9）。

接著，緩慢把臉朝向正面，放鬆二十秒左右。最後，脖子往左右移動。注意不要挪動肩膀，把左耳貼靠在左肩上，維持五秒，伸展右側頸肌。然後慢慢回到原位，再把右耳貼靠在右肩上，維持五秒，舒展左側頸肌。然後慢慢把臉朝向正面，同樣放鬆二十秒左右（見一三九頁圖4-10）。

圖4-8　放鬆手臂

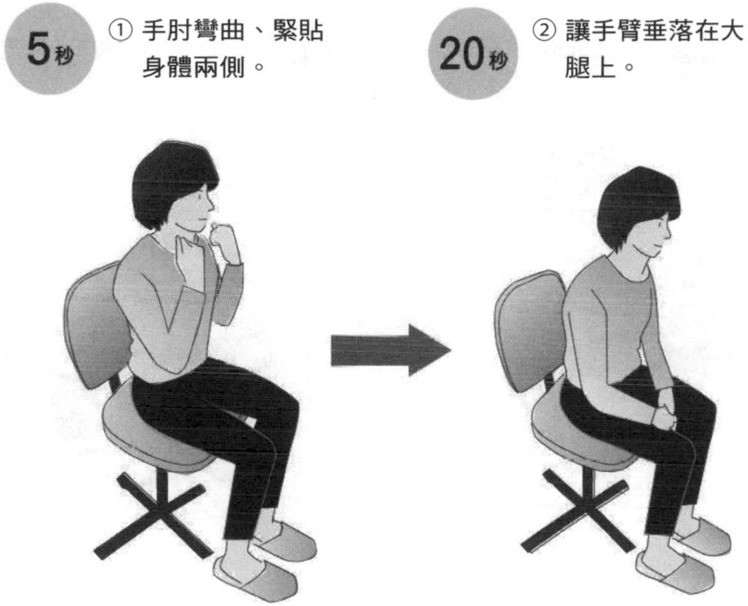
5秒
① 手肘彎曲、緊貼身體兩側。
20秒
② 讓手臂垂落在大腿上。

① 輕握雙拳，彎曲手肘，用力緊貼身體兩側，維持5秒。
② 讓手臂垂落在大腿上，靜止20秒左右。

圖4-9　放鬆頸部之一

5秒　① 頸部向下低垂。

5秒　② 把頭往後仰。

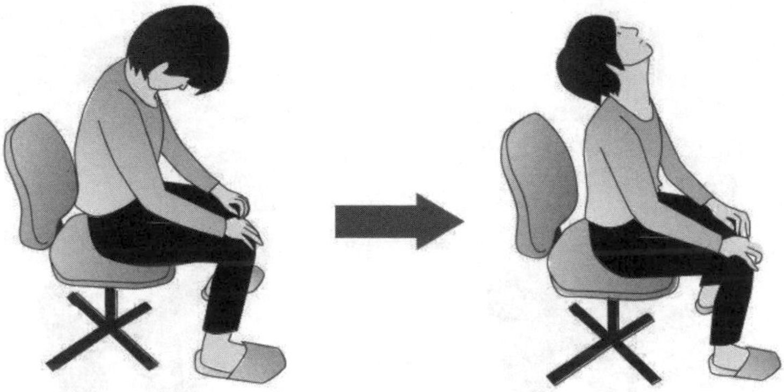

① 伸展背肌，脖子向下低垂，把下巴往鎖骨貼靠。

② 不要弄痛頸部，慢慢朝向正面，再把頭往後仰，盡可能看著後方的天花板。

圖4-10　放鬆頸部之二

20秒 ③ 慢慢回到正面。

5秒 ④ 耳朵貼靠在肩膀。

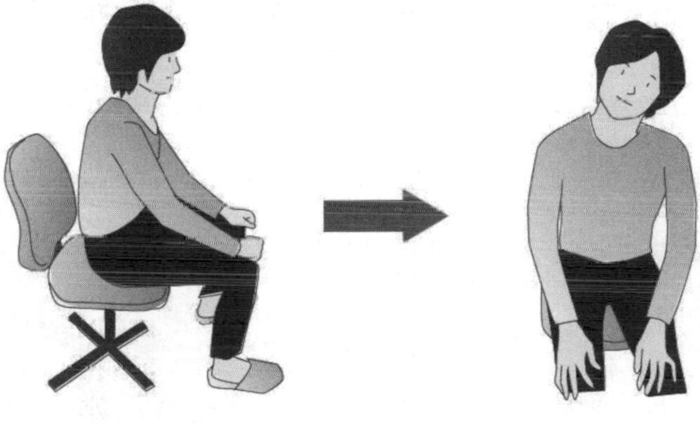

③ 慢慢回到正面，放鬆20秒左右。

④ 不挪動肩膀，把左耳靠向左肩，5秒後恢復原位。再以相同方式，把右耳靠向右肩。

⑤放鬆肩膀

抬起肩膀，維持五秒。確認有哪些部位正在施力。然後瞬間垂落肩膀，放鬆二十秒（見圖4-11）。

⑥放鬆手、手臂、肩膀

依前面提到的方法，連續放鬆手、手臂、肩膀，最後在抬起肩膀的時候，停止五秒。之後，瞬間把手垂落在大腿上，放鬆二十秒。

⑦放鬆背部

把手臂往後拉，挺胸、把兩側肩胛骨往後縮，並維持五秒，同時感受有哪些部位正在施力。再瞬間放鬆，靜止二十秒（見一四二頁圖4-12）。

圖4-11　放鬆肩膀

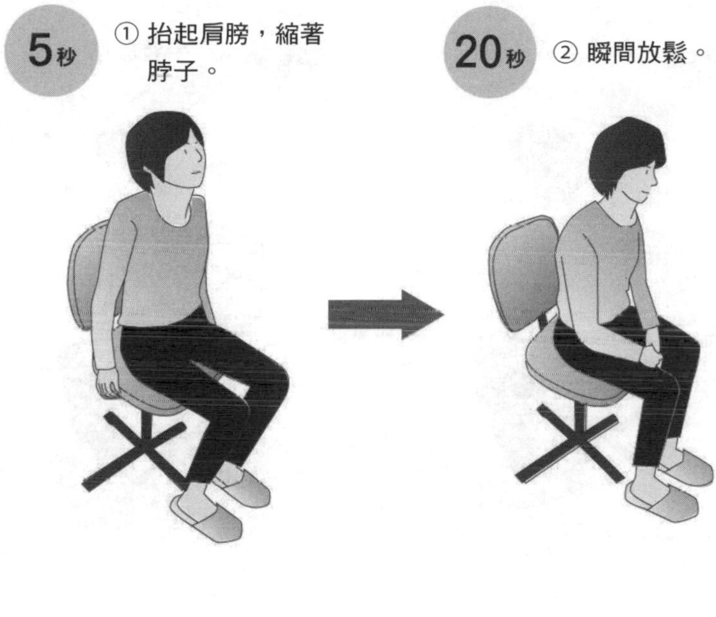

① 抬起肩膀，縮著脖子，維持5秒。
② 瞬間放鬆肩膀，靜止20秒。

圖4-12　放鬆背部

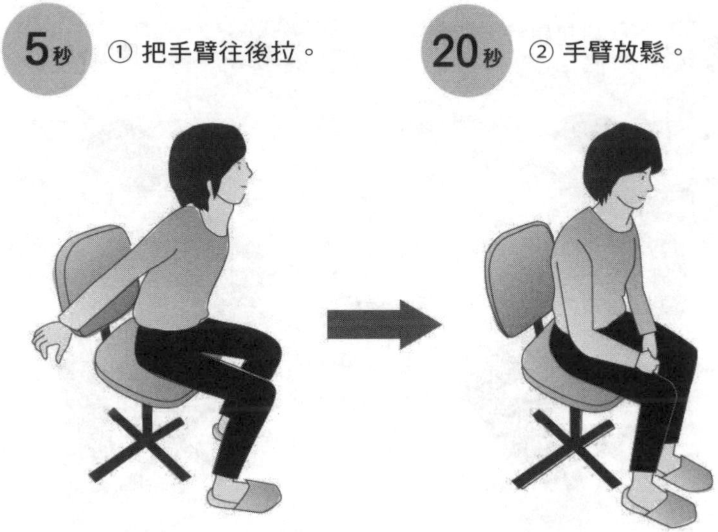

① 手臂往後拉，把胸部和腹部往前頂出，像是把背後兩側肩胛骨靠攏般，維持5秒。

② 瞬間放鬆，靜止20秒。

⑧ 放鬆腹部

雙手交疊，放在肚臍下方。用嘴巴吐氣，再用鼻子吸氣。接著屏住呼吸，用手按壓腹部。腹肌用力三至五秒，和按壓的力道對抗。

最後吐氣，把手臂垂落在大腿上，放鬆二十秒（見一四四頁圖4-13）。

⑨ 放鬆腳

深坐，把背靠在椅背上。在膝蓋靠攏的狀態下，抬起雙腳，使雙腳筆直伸展。彎曲腳踝，在伸展小腿肚的狀態下維持五秒。再瞬間放鬆，靜止二十秒（見一四五頁圖4-14）。

圖4-13　放鬆腹部

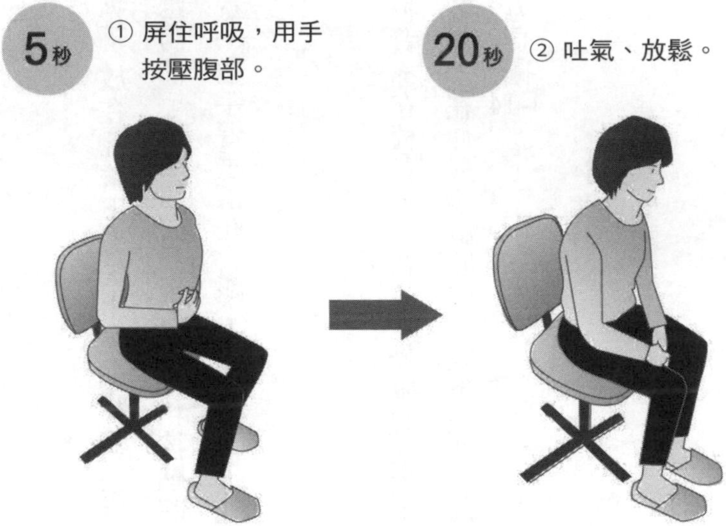
5秒
① 屏住呼吸，用手按壓腹部。
20秒
② 吐氣、放鬆。

① 雙手交疊，放在肚臍下方。用嘴巴吐氣，再用鼻子吸氣，並屏住呼吸，用手按壓腹部。腹肌用力，和按壓的力道對抗。

② 覺得難受之後，在吐氣的同時放鬆，靜止20秒。

圖4-14　放鬆腳

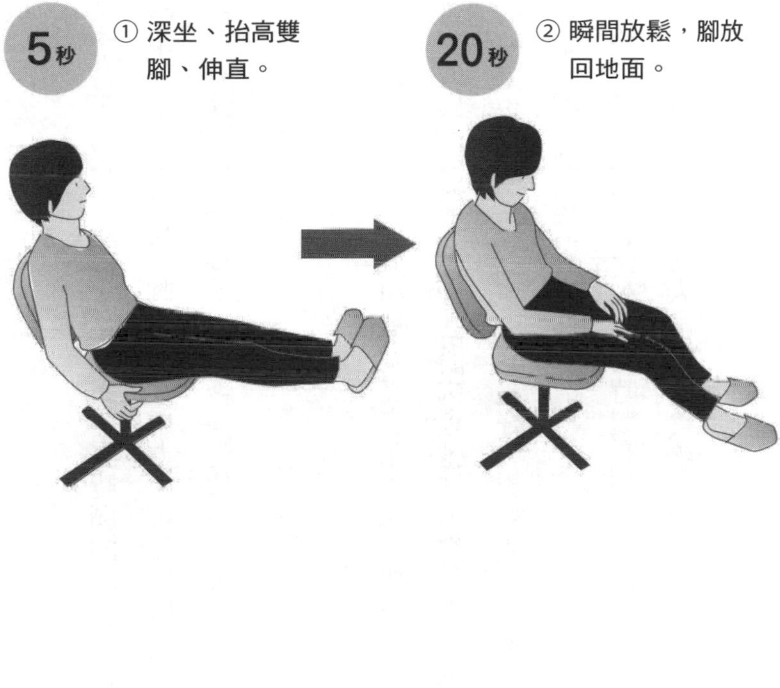
5秒
① 深坐、抬高雙腳、伸直。
20秒
② 瞬間放鬆，腳放回地面。

① 深坐，把背靠在椅背上。膝蓋併攏，伸展雙腳，把腳尖朝向內側（身體的方向），維持5秒。

② 瞬間放鬆，靜止20秒，感受放鬆的感覺。

⑩ 全身放鬆

放鬆手、手臂、肩膀、腳後，接著在伸展雙腳的時候維持五秒。不用一次做完，依照手、手臂、肩膀、腳的順序用力，會比較容易實行。最後瞬間放鬆，並維持一分鐘。檢視全身上下是否達到放鬆的感覺，這樣就算達到休息的效果。

或許剛開始很難掌握，不過根據岡島表示：「只要反覆實施，就能在過程中慢慢體會到放鬆的感覺。漸進式肌肉鬆弛法做得越多，越能抓到訣竅，同時，休息的效果也會隨之提高。建議最好一天做兩次，剛開始也許感受不到效果，總之請先試著持續做一星期！」

這個方法除了能改善失眠之外，同時還有許多值得期待的效果，而且不需要花費半毛錢，有睡眠困擾的人請務必嘗試看看。

3 若不整夜吹冷氣，酷暑這樣就好眠

在夏天因為酷熱而耗損體力，入夜後如果還沒辦法好好睡覺，身體很快會變得虛弱。在睡不好的夜晚，難道沒有什麼快眠術能讓自己好好睡覺嗎？舒眠治療師三橋美穗來為大家解惑。

腦部和身體中心的溫度，也就是核心體溫，和睡眠有相當密切的關係。「核心體溫下降後，就會感受到睡意，在睡覺過程中，核心體溫會進一步下降，使身體進入熟睡狀態。然而，夏天的夜晚高溫多溼，汗水不易蒸發，核心體溫也就不容易降低。因此，要不是很難入睡，就是會經常在淺眠途中醒過來。」

最重要的是如何巧妙的降溫。三橋說關鍵有三大點，那就是頭、背和房間的溫溼度調整。

頭寒腳熱，便可一覺好眠

首先就像「頭寒腳熱」這句話一樣，只要頭涼了、腳熱了，就可以一覺好眠。

「某家企業的實驗結果發現，當頭和腳的溫度相差四度，就可以舒適入眠。腳變暖後，可以促進體熱散發，使核心體溫下降，自然可以幫助好眠。通常露在棉被外面的只有頭部，所以會呈現頭寒腳熱的狀態。可是在夏天未必如此。往往是頭、腳都在棉被外面，呈現相同的溫度。所以若要一夜好眠，就必須想辦法使頭部涼爽，藉此創造頭和腳之間的溫度差異。」

最簡單的方法，就是在枕頭下一番功夫。例如，使用透氣良好的蕎麥殼枕頭。另外，也可以用手邊就買得到的材料，手工製作酷涼枕。三橋構思出的是「冰涼紅豆枕」。

「把兩百五十公克的紅豆放進布製的小袋裡，放進冰箱冷卻，睡覺時從冰箱裡取出來，把它放在枕頭的中央，然後直接把頭靠在冰涼紅豆枕上面。睡起來會覺得很涼爽、很舒服。**保冷效果可以持續二十分鐘左右**，所以可以幫助身體更快入睡。當你心情焦慮，或是為了處理工作而睡不著覺的時候，也可以用它使頭腦冷靜。」三橋說。

紅豆本來就經常被用來作為枕心的素材。放紅豆的小袋，也可以使用百元商店販售的拉鏈網袋（約長十七公分、寬十三公分左右）。

頸部溫暖，自然就放鬆了

除此之外，也建議溫暖頸部。「只要**用熱毛巾或熱敷袋溫暖後頸部，自律神經會切換成休息模式**的副交感神經，同時，手腳的血液循環也會變好，身體便能放鬆。頭部冰涼、頸部溫熱，只要同時進行上述的動作，頸部就不會變冷、僵硬，就能像泡熱水澡般，舒適的一夜好眠。」

熱毛巾也可以改用溼潤的手帕，放進微波爐加熱二十至四十秒，最後再放進塑膠袋就完成了。當然，你也可以使用市售的熱敷袋。

三橋之所以會想到這種手工製作的快眠商品，契機來自於二〇一一年的東日本大地震。當時有人問她，在電力不足、必須避免使用空調等耗電量較大的家電產品期間，有沒有什麼方法可以幫助睡眠，於是她構思出這種使用身邊的材料，就能協助入眠的訣竅。

不想花大錢睡好覺，就把紙板鋪在背部

接下來是調整背部的溫溼度。

「當你夏天躺在床上時，背部會和床墊緊密接觸，溫度和溼度便會升高，有時被窩裡的溼度還會超過八〇%。這種不舒適的悶熱感，就是導致中途醒過來的原因。因此，避免背部悶熱，是夏天安眠的條件。」

被窩裡的溫度和溼度稱為「床內氣候」。悶熱的夏季會流很多汗，汗水會提升被窩的溼度，引起宛如蒸氣浴般的暑氣。若要調整床內氣候，就必須用心挑選寢具。

首先介紹不需要另外花錢的對策。只要在目前使用的床單上花點巧思，

就可以預防背部的悶熱。三橋想到的是背部紙板，做法相當簡單，只需要把A3大小的紙板放在床單下面，鋪在腰部以上至肩胛骨之間的位置就可以了。「紙板很硬，背部不會緊貼床墊，即可確保透氣性。可是，體重如果太重，或許效果會較差。」

然而，使用上述的方法幾次過後，紙板便會凹陷。在此也介紹一種比紙板更好用的，就是海草編織而成的「海草蓆」。海草蓆經常被使用於浴墊等產品，也能鋪在床單下面，有效調整床內氣候。

除此之外，還有涼感材質的床單、床墊、草蓆、竹蓆等，只要好好利用市面上常見的涼感寢具，就能更舒適的睡覺。可是，最近有些床墊的表面採用麻，裡面卻使用聚酯材料填充，若買了這種床墊，在沒有空調的室內使用，被窩便容易囤積熱度，所以購買時最好注意一下。

利用抱枕側睡，確保背部透氣

若要維持背部涼爽，建議可使用抱枕。因為「一旦抱著抱枕側躺，腋窩和胯部周圍就會產生空隙，背部就會覺得比較涼。另外，通常側躺睡覺時，壓力會集中在身體下側，但只要使用抱枕，手臂和腳等部位的體壓（按：指寢具作用在身體上的壓力）就會被枕頭分散，使自己睡得更輕鬆。」三浦補充說明。

據說抱枕起源於東南亞的竹製抱枕，本來就是為了讓人在夏天更涼爽的入睡而問世的商品。你也可以用家裡現有、較薄的棉被，或是冬天用的鋪墊取代，尤其把柔軟的那一面往內摺成兩折，再捲成寬二十公分、厚十公分左右的橢圓狀，然後用繩子在三個位置綑綁，就可以做出「自製抱枕」。

隨著就寢前後，改變冷氣溫度

「巧妙的運用冷氣，營造出一夜好眠的環境！只要預先利用上述介紹、使頭部和背部變得涼爽的方法，冷氣的溫度就不需要設定得太低。」三橋說。

冷氣要以睡前和睡覺時，兩個階段來改變使用方法。首先，在睡前一小時內，設定攝氏二十五度左右的較低溫度，讓房間確實變冷。因為白天的酷暑會使熱度累積在房間的牆壁等位置，所以要先確實降溫。

然後，上床睡覺時，就調整成會稍微流汗卻不會熱醒的溫度（大約攝氏二十六度至二十九度左右），想愛護地球的話，也可以定時設定一至三小時。「如果是熱帶夜⓫，就設定攝氏二十八度左右的溫度，只要持續一整個晚上，便可以輕易熟睡，不會中途醒來。」

三浦也建議善用電風扇。利用的祕訣是，不要直接對著身體吹，而是朝向天花板或牆壁。這種方法可以讓房間內所有的空氣緩慢流動，產生較小的氣流。這種小氣流經過皮膚時，可以讓汗水蒸發，驅走身體上的熱氣。「採用微風（韻律風）程度的風量就足夠了，也比較趨近於自然狀態。」只要搭配電風扇一起使用，就可以提高設定的空調溫度。

此外，夫妻很容易在夏天發生「空調戰爭」。男性覺得熱，會想調低溫度，但對女性來說，卻感覺那樣的溫度很冷，於是便會引起爭執，把冷氣又開又關的。那麼，到底該怎麼做才好？

「太熱會讓人睡不著，太冷的話可以利用寢具或睡衣等來調整，所以，

---

⑪日本氣象廳用語，指最低氣溫在攝氏二十五度以上的夜晚。

最後只能配合覺得熱的那一方。或是索性在夏季期間分房睡，這也不失為一種方法。」嚴酷的夏季不妨花點巧思，來幫助自己好眠！

4 冬天如何快速入眠？

寒冷冬天的夜晚，手腳容易變得冰冷，即便鑽進被窩仍難以入睡，遇到這種情況，該如何是好？

日本足利工業大學睡眠科學中心的小林敏孝教授表示：「正常來說，睡覺的時候，讓身體放鬆的副交感神經會居於優勢。但是寒冷的時候，使身體緊張的交感神經反而會亢奮，這樣一來，在冬天便不容易入睡。」

因此，小林最推薦的冬季快眠對策是「泡澡」。泡熱水澡可以溫熱全身，使人容易入睡，同時還可以改善睡眠品質。尤其洗過熱水澡後，身心都會跟著放鬆，而且，冬天要泡熱水澡的理由，可不只有這些。

「重點是體溫的變動。只要利用睡前的泡澡，**暫時提升核心體溫**，體溫就會在泡澡後快速下降。這種降低核心體溫的方法越快速，強烈的睡意會來得越快。」

手腳溫暖時，核心體溫會下降

基本上，睡眠和體溫的變化有相當密切的關係。舉例來說，應該每個人都曾有晚上洗完澡、手腳變得溫暖後，就開始犯睏的經驗吧？而手腳變溫暖往往給人體溫上升的感覺，但其實身體內部卻是完全相反的現象。事實上，體溫會在白天活動的時候升高，到了夜晚逐漸下降，睡覺的時候則呈現最低體溫。

之所以會感到溫暖，是因為手腳的血管擴張，使體內的熱氣消散。結果，核心體溫逐漸下降，引導身體進入放鬆模式。可是，如果手腳冰冷，身體的熱氣便很難消散，核心體溫自然難以降低，因此，晚上才會睡不好。

然而，只要透過泡澡，短暫提升核心體溫，身體內的熱氣就會從泡澡後的溫熱皮膚向外消散，核心體溫會瞬間下降。就像下頁圖4-15所描繪的體溫下降曲線，宛如從山頂快速下滑般降溫。

冬天泡澡要在睡前一小時

「順利入睡後，就會馬上出現一般稱為慢波睡眠的深層睡眠，如此一來，到了早上起床的時候，就會感覺『睡得真好』。我們的實驗也證實，泡澡不僅可以加速入睡的時間，睡眠品質也會變好。」

圖4-15　核心體溫會因泡澡而暫時上升，之後便急遽下降

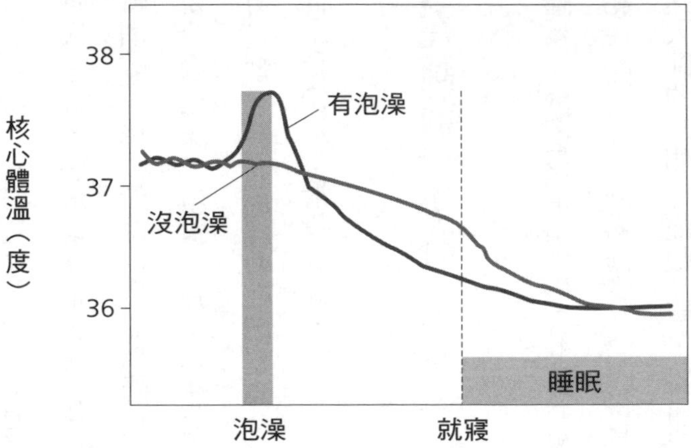

只要利用泡澡，暫時提升核心體溫，泡澡後，從皮膚釋放熱度的速度就會變快，體溫便快速下降。這樣一來，自然就可以輕鬆入睡，帶動深層睡眠。另一方面，沒有泡澡的時候，體溫下降的速度比較慢，就算躺在床上，核心體溫還是很高。因此，與有泡澡相比，沒泡澡的入睡時間比較遲緩，睡眠也比較淺。此外，圖表的體溫為標準值，會有個人差異。

〔資料來源〕根據小林敏孝提供的資料編製。

泡澡時還是必須注意一些訣竅，那就是身體須確實浸泡在浴缸裡，並留意泡澡的時機。小林解釋：「**如果泡澡後直接睡覺**，交感神經會居於優勢，使體溫來不及下降。這樣一來，**反而會妨礙睡眠，因此，最晚要在睡前一小時泡澡。**」

如果熱水澡的溫度太高，也會刺激交感神經，妨礙睡眠品質。「實驗的條件是在攝氏四十度至四十二度的熱水裡浸泡十分鐘，可是，適當的溫度和時間會因年齡和體型等而有差異。標準來說，就像是熱度慢慢滲入身體裡面。只要之後可以馬上熟睡，就代表當時的泡澡條件適合自己。」要怎麼確認熱水澡的溫度是否適合自己？最簡單的方式，就是先在浴缸浸泡五分鐘，如果沒辦法忍受這段時間的溫度，就代表該溫度不合適。只要用這種方式嘗試，找出讓自己一夜好眠的絕佳條件即可。

另外，如果浴室和房間的室溫差異太大，也會造成身體的負擔。所以到了冬天，要預先提高更衣室或房間的溫度（按：在日本，衛浴空間大都分成浴室、廁所、盥洗室、更衣室等四個獨立空間。通常日本人泡完澡後，會在浴室用毛巾擦乾身體，再去隔壁的更衣室穿上衣服）。

除了泡澡之外，運動也是暫時提升核心體溫的方法之一。根據小林的實驗來看，推薦在晚上運動，也就是體溫開始慢慢下降的時候運動最有效果。假設是晚上十二點睡覺的人，最好在晚上七點、八點左右慢跑。

小林說：「你也可以在下班回家時，提前一站下車，走路回家，或是做兩次廣播體操（按：YouTube上有許多類似的體操可參考）。」平常採用淋浴的人，也建議利用這樣的運動方式，使核心體溫上升。

第五章

驅走睡意

1 沒午睡，如何趕走瞌睡蟲？

日本的上班族都不怎麼睡覺。根據厚生勞動省公布的二〇一九年「國民健康與營養調查」，平均睡不到六小時的男性有三七．五%，女性有四〇．六%。另外有二二．九%的男性、一四．二%的女性表示，「工作」是導致他們睡眠時間不足的原因。可見有許多人總是為了工作，而犧牲睡眠時間。

午餐之後的時段，睡意更是強烈。若不想在下午工作時嗜睡，只要利用午休小睡十五至二十分鐘，就能有效預防。可是，又因為午休時間短暫，所以未必每次都有空檔午睡，也不一定有場所可以讓自己安靜休息。

睡眠不足又沒時間小睡的話，該怎麼做才能抑制下午令人難耐的睡意？

這樣不顯眼的活動身體，整個下午不愛睏

「最好的方法就是活動身體。」一說這句話的是，在大正（按：是日本大正天皇在位期間使用的年號，使用時間從一九一二年七月三十日至一九二六年十二月二十五日止）時代所設立的「仲野整體」的第四代負責人，同時也是姿勢治療家的仲野孝明院長。

「睡覺時，副交感神經會居於優勢。而活動肌肉，能使交感神經居於優勢，可以消除睡意，同時讓血液循環變好，使腦袋更清晰。其中，最快的方法就是散步或慢跑。畢竟應該沒有人可以邊走邊睡吧？」仲野說。

不過，應該有不少人連散步的時間都沒有，因此，仲野要介紹「三分鐘

趕走睡意的伸展操」給大家。

①肩背伸展

雙手往正上方舉起，伸展全身。仲野院長表示：「如果忙的話，光做這一個動作也可以，因為這是最重要的基本伸展。」你也可以坐在椅子上伸展肩背，不過，這裡說明站著伸展的方法（見圖5-1）。

②腳踝交叉伸展

長時間坐在辦公桌前，腳部的血液循環會變差。下頁圖5-2介紹改善血液循環變差的伸展操。

圖5-1　肩背伸展

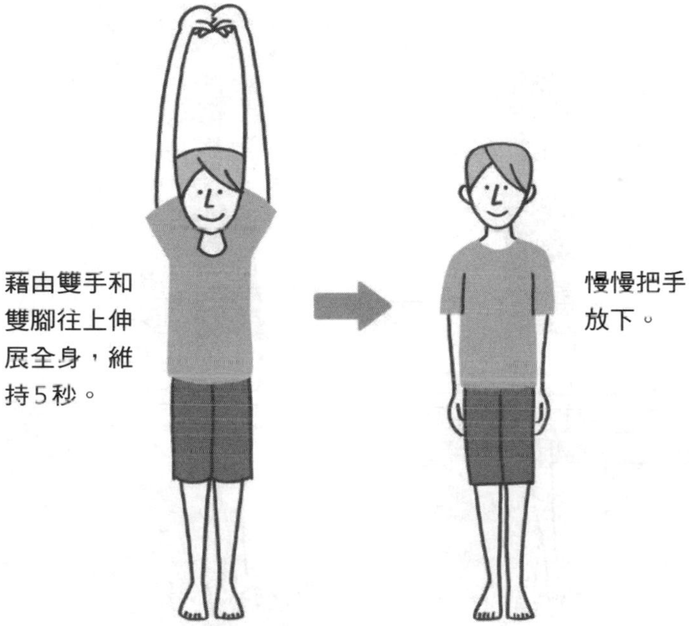
藉由雙手和
雙腳往上伸
展全身，維
持5秒。
慢慢把手
放下。

① 雙腳張開與肩同寬。
② 雙手往前筆直伸展，手背朝向自己，雙手交疊。
③ 伸展手肘時，慢慢把雙手高舉至頭頂。臉一邊看著手背，一起朝向上方。手高舉至與地板呈垂直的角度時，臉部恢復原位，看向前方。
④ 在後腳跟不離地的情況下，藉由雙手和雙腳，往上伸展全身，維持5秒之後，慢慢把手放下。

圖5-2　腳踝交叉伸展

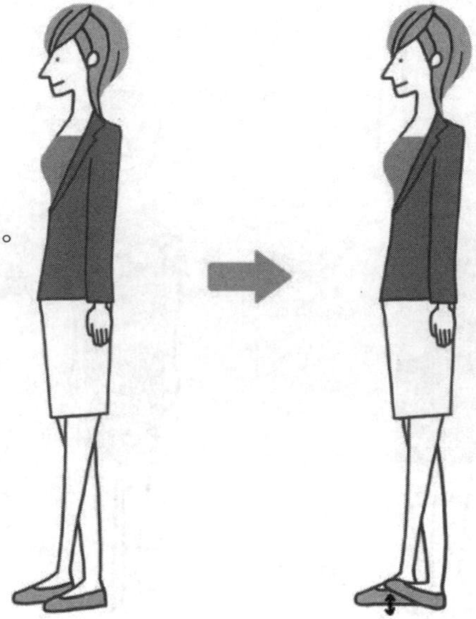

① 張開雙腳與肩同寬，雙腳腳掌平行，伸展背部，挺胸站立。

② 把左腳交叉在右腳的斜前方，腳掌平貼地板。

③ 維持上述姿勢，讓右腳的腳尖上下活動10次。腳尖抬起時，感受小腿肚肌肉伸展的感覺。

④ 把右腳交叉在左腳的斜前方，用左腳做相同的動作。

③伸展大腿內側。

當你開會犯睏時，可以試試下頁圖5-3的方法。因為這個動作是坐在椅子上伸展，所以不太會惹人注目。

④氣球伸展操。

最後是上半身的伸展操。尤其建議長時間用電腦處理業務、姿勢前傾的人，採用這個方法（詳細做法請參考一二五頁）。「這是可以同時深呼吸的伸展操，所以能夠消除睡意。」仲野說。

坐太久，會提高死亡率

把前述四種伸展操全部做一遍，只需要三分鐘左右。或許會有人覺得動

圖5-3　伸展大腿內側

單腳往前伸直，
並立起腳尖。

上半身挺直並
往前傾，維持5
秒。

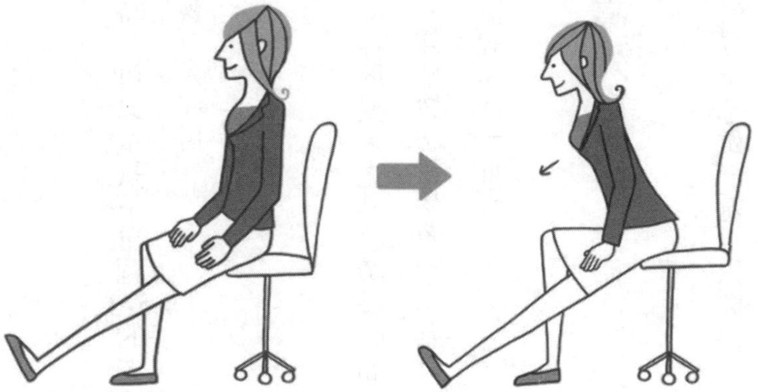

① 淺坐在椅子上，背部挺直。

② 左腳伸直，後腳跟平放在地板上，把腳踝彎曲成直角，抬起腳尖。

③ 在不彎曲背部的狀態下，慢慢把上半身往前傾倒。一邊注意腳後側的肌肉伸展，維持5秒左右。最好別彎曲膝蓋，但如果覺得難受，不需要勉強自己，稍微彎曲一些也沒關係。

④ 上半身挺直，再反覆做2～3次。接著，把右腳往前伸展，進行相同的動作。

作太簡單而意猶未盡，重複做上兩至三組。不過，仲野建議：「最重要的是一次仔細做好一組動作。與其一次做好幾組伸展操，不如每天分別在上班前、午休、下班後等時間，各做一次。」

「常聽人家說：『一小時要站立一次。』最近因為有研究發現，長時間久坐對身體有害，同時也會提高死亡率，因而受到矚目。」仲野說。

澳洲以二十萬人為對象的流行病學研究發現，比起一天坐不到四小時的人，坐八至十一小時的人，死亡率為一五%；坐的時間超過十一小時的人，在三年內的死亡率更是高達四〇%之多⑫。因此，坐太久可說是令人意外的危險行為。

---

⑫ Arch Intern Med. 2012 Mar 26;172(6):494-500.

一次伸展身體所需要的時間是三分鐘左右，所以工作以辦公桌為主、鮮少有機會離開桌子的人，除了午休之外，請務必每隔兩至三小時，做一次上述介紹的伸展操。在消除睡意之後，應該也能有效提高工作效率。

2 看到3C產品的藍光，大腦以為天亮了

上班總是得早起，可是就算鬧鐘響了，還是有不少人窩在棉被裡心想：「再多睡五分鐘……。」尤其，冬天天氣冷，加上日出時間比較晚，所以早上很難起床。就算好不容易離開溫暖的被窩，還是有很多人遲遲無法切換到覺醒模式。

日本杏林大學醫學院精神神經科的古賀良彥教授，特別建議這樣的人，運用包含藍光在內的晨間陽光，便能有效提升清醒效果。

爬不起來？拉開窗簾、開燈

「早上起床後，請先打開房間的窗簾，讓身體照射一下陽光。接著打開窗戶，讓房間內通風之後，心情也會跟著舒爽。另外，若是在凌晨還很昏暗的時間起床，建議馬上打開房間的照明。最近使用ＬＥＤ燈（發光二極體）的家庭也有增多的趨勢，但其實ＬＥＤ燈含有許多陽光所含的藍光。因此，昏暗的冬季清晨，就可利用ＬＥＤ燈，讓身體有效清醒過來。當然，一般的日光燈也含有藍光，只是沒有ＬＥＤ燈那麼多。」

藍光是可見光（按：Visible light，是電磁波譜中人眼可以看見〔感受得到〕的光線）中，波長最短且能量最強的光線。藍光進入眼睛後，會經過角膜和水晶體，直接抵達視網膜。視網膜裡面有偵測藍光的細胞，藍光可作用於調整生理時鐘週期的腦部「視交叉上核」。

我們的身體裡有晝夜節律，是與地球自轉連動的週期，控制這個機制的是生理時鐘。雖然每個人的生理時鐘週期各有差異，不過，基本上是比一天二十四小時略長一些。如果不每天修正這個偏差，睡覺和起床時間就會一點一滴的延遲，最後轉變成夜型生活。所以可以幫助我們預防上述麻煩的，便是富含許多藍光的太陽光。

另外，進入眼睛的光線，也會影響睡眠相關的荷爾蒙分泌。進到生理時鐘的中樞，也就是視交叉上核的光線信號，會經由神經抵達松果體。松果體會分泌促進睡意的褪黑激素，而腦部偵測到光線信號後，則會抑制分泌。因此，可以減少睡意，使身體清醒（見下頁圖5-4）。

圖5-4　感受到光線，直到身體清醒的機制

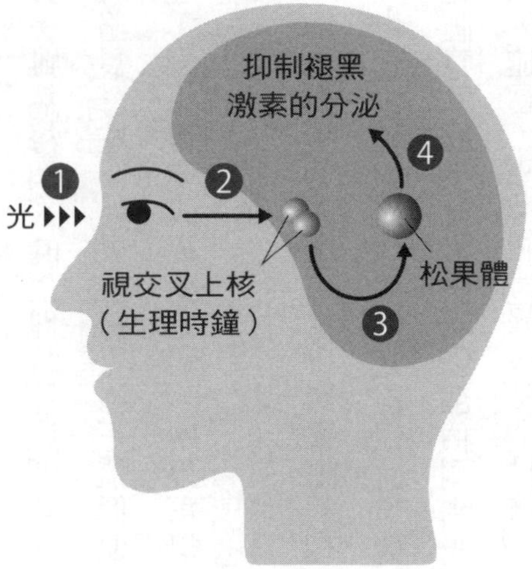

① 從眼睛進入視網膜的光線信號。
② 光線透過神經，進入生理時鐘的中樞「視交叉上核」。
③ 當光線進一步經由神經，抵達「松果體」。
④ 褪黑激素的分泌會受到抑制，同時身體就會切換成清醒模式。早晨的光線會校正生理時鐘的偏差；相反的，晚上的光線則會使生理時鐘紊亂，妨礙睡眠。

〔資料來源〕根據古賀良《睡眠與大腦科學》編製。

日出的紅光不能幫助大腦清醒，但帶來舒適的心理效果

晴天上午的陽光有兩萬至十萬勒克斯（按：Lux，簡寫為lx，一種常用的光線照明度的計算單位，表示一標準燭光在距離一米的物體表面，所產生的照明度）。即便是陰天，仍有一萬勒克斯以上；甚至是下雨天，也有五千勒克斯以上。一般家庭的客廳所使用的照明亮度，是一百五十至五百勒克斯左右，由此可見，大白天的陽光是何等強烈。

古賀提到：「只要沐浴在強烈的光線下，生理時鐘就會重置，校正偏差。另外，也能消除揮之不去的睡意，讓人徹底清醒。」可是，這是指太陽升起之後的情況，而日出時的紅色陽光，則沒有清醒的效果。

「日出的太陽帶著強烈的紅色，藍光則比較少，所以清醒效果沒有那麼好，反而會帶給人溫暖、舒適的心理效果。」正因為如此，LED照明的藍光在昏暗的冬季清晨，才會那麼受用。

通常出門的時候，太陽都已經升起了，所以建議在上班的路上，盡量沐浴在陽光之下。在外面走路的時候當然不用說，搭乘交通工具的時候，也可以隔著車窗晒晒太陽。

「起床之後，只要沐浴在陽光下共計二十分鐘，在抵達公司時，正好可以徹底切換到活動模式，讓自己更快速的投入工作。」

睡前滑手機，睡眠品質下降

白天照到藍光具有強烈的清醒效果，有助於精神抖擻。相反的，晚上若照射藍光，睡眠品質就有下降的可能。會發出藍光的不只有LED照明，液晶電視、電腦、智慧型手機、遊戲機的顯示器等，身邊有許多家電裝置都會發出藍光。

「很多人似乎會在睡前，躺在床上滑手機，但這是最糟糕的做法。因為如果關掉房間的電燈，照射自己的只有顯示器所發出的藍光，這樣不僅睡眠品質會變差，對視力也不太好。」

古賀等人曾針對每天在睡前滑手機一小時，對睡眠所造成的變化做過實驗。根據結果發現，雖然入睡的時間沒有改變，但睡眠時間減少了，而且中途清醒的次數增加，隔天的活動力也下降了。

「照射到智慧型手機發出的藍光之後，就會抑制松果體分泌褪黑激素，於是導致睡眠品質下降。」

早上晒到太陽之後，褪黑激素的分泌會在約十五小時後再次增多，同時慢慢把身體誘導至睡眠模式。也就是說，如果是早上七點起床的話，分泌量大約會在晚上十點左右逐漸增加。但是當你準備睡覺的時候，因為使用3C產品，眼睛照到藍光，身體就會感到混亂：「咦？現在不是晚上嗎？」「所以最好別在睡覺兩小時前，使用智慧型手機或電腦。當然更不可以帶到床上。」古賀如此說明。

藍光就像是「兩面刃」，請妥善靈活運用，進一步提升睡眠品質！

3 想幾點起床就幾點醒，不用鬧鐘自然醒

你是睡到自然醒的情況居多？還是總被鬧鐘聲吵醒？若是問哪種起床方式比較舒服，當然非前者莫屬。如果突然被鬧鐘叫醒，腦袋迷糊且半睡半醒的狀態，就會持續一段時間。因此，希望自己能在想起床的時間自然清醒的人，建議嘗試以下的「自我覺醒法」。

我們邀請日本學術振興會的特別研究員池田大樹，為大家說明。他說：「這種**預先決定好起床時間**，以**不仰賴鬧鐘**等外在手段，**自發性起床的行為稱為自我覺醒**。大家聽了或許會感到些許意外，但其實美國早有報告指出，

在二十歲以上的調查對象中，約有半數都有睡到自然醒的習慣⑬。日本以勞工為對象的調查也證實，有這種習慣的人會隨著年齡增長而變多，二十歲有七％、三十歲有一八％、四十歲有二七％、五十歲則有三七％。」

就算睡眠時間較短，自然醒的人工作效率較高

自我覺醒的好處很多，已有研究證實，比起用鬧鐘強制叫自己起床，自然醒不僅可以讓起床後的心情比較好，白天嗜睡的情況也會減少⑭。甚至，池田等人測試的實驗也明顯發現，與非自我覺醒的情況相比，自我覺醒後的清醒度和作業效率都比較高。

參加實驗的是，十五位在白天工作的男性（平均年齡四十一歲）。這些受試者平日的睡眠時間大約是七小時左右，但在實驗中則讓他們連續四天，

都把睡眠時間縮短為五小時。然後在起床不久後的早晨和白天期間（按：根據日本氣象廳分類，早晨是指六點到九點的時段，九點至晚上六點則稱為白天），請受試者實施檢查清醒度的課題（見下頁圖5-5）。

由於受試者平日都過著相當規律的生活，因此，有八成的人都能在這四天自我覺醒。而且還發現不管是早晨還是白天，比起靠鬧鐘起床，自然醒後所做的課題，成績明顯高出許多。也就是說，就算同樣是睡眠不足的狀態，有自然醒習慣的人，清醒度和工作效率仍然比較高。

起床後的「睡眠慣性」（按：Sleep Inertia，也稱睡眠惰性，是指睡醒後立即出現的暫時性低警覺性、迷惑、行為紊亂和認知能力、感覺能力下降的

⑬ Moorcroft WH et al. Sleep. 1997; 20:40-5.
⑭ Matsuura N et al. Psychiatry Clin Neurosci. 2002; 56:223-4.

圖5-5　自我覺醒提高早晨的清醒度和白天的工作效率

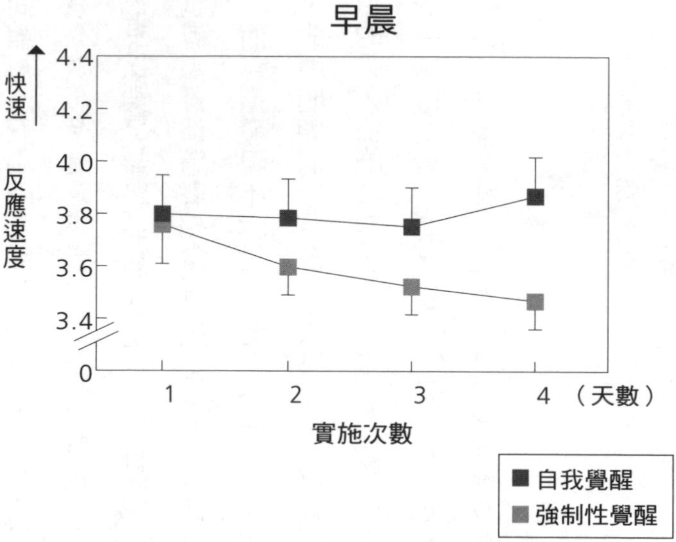

請15位在白天工作的男性（平均年齡41歲），連續4天把睡眠時間縮短成5小時。比較在自我覺醒和靠鬧鐘等強制性起床的兩種情況下，所做的簡單課題（數字出現就盡快按下按鈕）的成績。

結果，不管是起床不久後答題、或是白天答題，自我覺醒時的反應速度，都比被鬧鐘聲吵醒來得快速，因此可判斷前者的清醒度和工作效率較高。此外，早晨的課題是在受試者家中自行作答，白天的課題則是在實驗室作答。

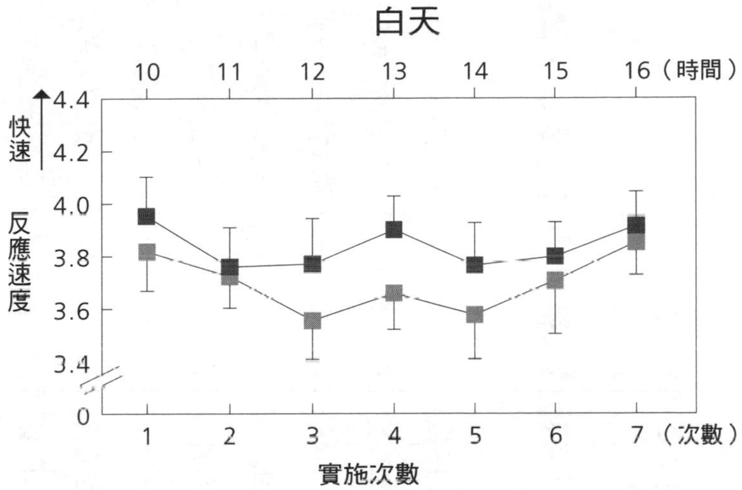

〔資料來源〕J Sleep Res. 2014; 23:673-80.

狀態）會短時間引起睡意。睡醒前的睡眠越深，這種睡眠慣性就越嚴重。如果是自我覺醒的情況，因為是在睡眠比較淺的時候醒來，所以睡眠慣性就會減低，便能輕鬆睡到自然醒，清醒度相對來說也比較高。

不光是早晨，同時也能改善白天的清醒度和工作效率，雖然其理由尚未明朗，但推測應該是早晨的狀態很好，所以白天的狀態才會連帶受到影響。

「睡眠不足的時候，工作效率會下降，嚴重的話，還可能導致重大意外。由於自我覺醒可望提高睡眠不足時的清醒度，並抑制工作效率下降，因此更應該善用。當然最好的方法，是不要讓自己睡眠不足。」

還沒睡醒，身體已經「準備起床」

話說回來，為什麼會在預先決定好的時間自然醒？居然是因為身體早在醒來之前，就已經開始進行「起床準備」。

「人體大約從醒來一小時之前，促腎上腺皮質激素（Adrenocorticotropic Hormone，簡稱ACTH）的分泌量就會增多。已經有報告得知，和沒有預先留意起床時間的情況相比，事先決定要幾點起床的分泌量有增多的趨勢。還有報告指出，在醒來之前，大腦的前額葉皮質（Prefrontal Cortex，簡稱PFC）的活動也會增多。小睡的實驗也發現，心跳數會在起床三分鐘前，開始不斷增加。可見在身體逐漸做好清醒準備之後，自然就會醒過來了。」

另外，我們的身體裡面有約二十四小時週期的生理時鐘，不過還有另一個時鐘也存在於腦部，這是認知時間經過的「間隔計時器」。**池田等人的實驗發現，只要留意幾點起床，睡眠期間的時間判斷就會變得正確**。

「與其說是間隔計時器變得正確，不如說是因為在打算起床的時間，產生覺醒的準備，所以才能在預定的時間讓自己醒來。」

怎麼自我覺醒？關鍵是，別想太多

那麼，每個人都有辦法自我覺醒嗎？或許有用鬧鐘的習慣的人認為，這是一個很難突破的關卡……。池田說：「我們曾讓十一位沒有自我覺醒習慣的大學生，在家自我訓練一個星期。**如果可以在預定起床時間前後的三十分鐘內起床，就代表訓練成功**。

「結果第一天成功自我覺醒的人占了六四％，到了第七天更增加至八二％。另外，調查理想起床時間和實際起床時間的差距發現，第一天差了十六．九分鐘，最後一天則是十三．一分鐘，可見精準度都提高了許多。雖然仍然有人怎麼樣都無法自我覺醒，不過，有八成的人都可以在一週內學會自我覺醒法。」

自我覺醒法相當簡單。只要在晚上睡覺的時候，想著「明天打算幾點起床」就可以了。但如果有「絕對要在某時間起床」或「要是起不來該怎麼辦」之類的念頭，反而會形成壓力，所以訣竅就是不要想太多。

為了保險起見，在養成自我覺醒習慣之前，你可以用鬧鐘設定比預定起床略微延遲的時間，然後把鬧鐘放在床邊睡覺。到了隔天，若可以在鬧鐘響起之前起床，就等於順利完成自我覺醒法。

「訓練成功之後，請誇獎自己『幹得好』、『這樣一來，今天腦袋也能清楚的好好工作』……還有報告指出，只要用上述的『報酬』來提高動機，就更容易自然醒。另外，每天維持規律的生活，也是養成自我覺醒習慣的捷徑。」池田如此說明。

4

只睡五小時，為什麼有人精神仍很好？

春天溫暖的氣息總是讓人昏昏欲睡……說起來為什麼春天容易睏倦？RESM新橫濱睡眠與呼吸醫療保健診所的白濱龍太郎院長來為大家解惑。

他說：「春天的日照時間較長，日出時間也比較早。另外，邁入新年度之後（按：在日本，四月一日為新年度的開始。不同於臺灣的九月入學，日本的學校基本上是四月入學，因此社會新鮮人也都是在四月一日這天正式到公司報到），經常因為職場或主管變動等因素，而產生較多的壓力。結果不是導致難以入睡，就是睡眠變淺，因此容易造成睡眠不足。」

基本上，夏天的睡眠時間有比冬天更短的傾向。因為夏天的夜晚比較短，又比較早天亮，所以往往會有較早起床的情況。而日照時間逐漸變長的春天，是睡眠從冬季模式切換成夏季模式的轉移期間，再加上工作或人際關係等變化，使得睡眠不足的問題更嚴重，因此才會出現「春天容易睏倦」的情況。

可是，不只在春天，還是有很多人經常在其他季節昏昏欲睡。對於這種狀況，白濱指出，很多上班族都因為終日忙碌工作或私事，深深陷入慢性睡眠不足之中。

「日本人的睡眠時間變得越來越短。根據厚生勞動省的『國民健康暨營養調查』，以二十至五十歲的男性來說，**每天平均睡不到六小時的人，占了四成左右**，難怪會導致睡眠不足的問題。」（按：在最新二〇一九年的調查中，已經達到四成六八。）

調查發現，正值壯年時期的人，睡眠時間格外的短。在睡眠未滿六小時的男性當中，二十歲占三九％、三十歲占四一％、四十歲占四二％、五十歲則占約三八％。女性方面則是，二十歲占約三五％、三十歲占約三七％、四十歲占約四七％、五十歲占四三％，其中男性以四十歲以上至五十歲特別嚴重。推測他們應該是為了同時兼顧工作和家庭，而不得不縮減睡眠時間的關係（見左頁圖5-6）。

（按：根據最新二〇一九年的「國民健康暨營養調查」，睡眠時間未滿六小時的男性中，二十歲占三七．一％，三十歲占四七．六％，四十歲占四八．九％，五十歲占四九．四％。女性方面則是，二十歲占三七％，三十歲占三七．六％，四十歲占四六．四％，五十歲占五三．一％。）

圖5-6 日本人平均一天的睡眠時間

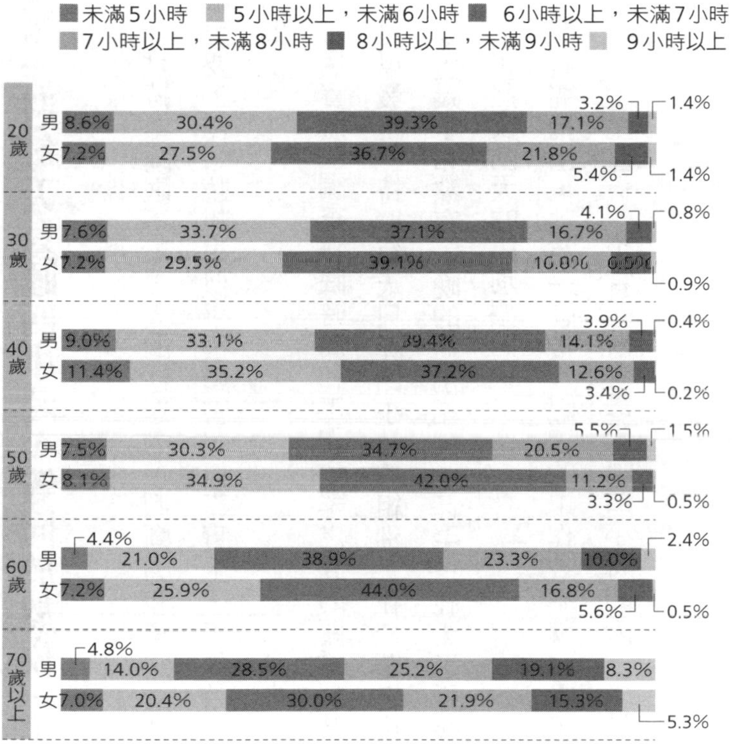

男女都一樣，平均每3人就有1人以上，睡眠時間未滿6小時。以男性來說，30歲、40歲超過了四成；女性方面，50歲超過四成。而40歲則有接近半數的人，平均一天睡不到6小時。

〔資料來源〕厚生勞動省2011年「國民健康暨營養調查」。

若持續一週每天只睡四小時，等同於熬夜一天

「一旦持續睡眠不足，人的注意力、判斷力和集中力便會下降。不惜犧牲睡眠也要工作，聽起來似乎很厲害，但事實上，工作效率卻相當差。」白濱如此表示。

有一個實驗⑮調查睡眠時間和工作效率之間的關係，結果非常有趣。從報告中可以發現，持續每天只睡四小時的組別，在一週之後，所發生的作業疏失程度，幾乎和熬夜一晚的組別相同。甚至，在十二天後，疏失增加的程度則完全和熬夜兩天的組別相同。

也有研究指出，熬夜一晚後，隔天的工作效率就跟喝了一大瓶啤酒沒兩樣（參考五十二頁）。不管如何，每天睡四小時的人，一旦長期持續這樣的

狀態，工作效率就如同徹夜未眠一樣，必須馬上改善。

「睡眠不足會造成注意力下降，所以可能會引起『有驚無險』的嚴重意外，甚至可能發生事故。當然，對身體的不良影響也令人憂心。我們已經得知，若長時間持續慢性睡眠不足，便會提高肥胖、高血壓、糖尿病或心肌梗塞等風險。如果仰仗年輕氣盛而恣意妄為，將來務必會造成負面影響。所以在造成憾事之前，最好能儘早察覺睡眠的重要。」白濱如此提醒。

那麼，到底睡幾小時才夠？根據幾項大型調查的報告顯示，**睡七小時左右最能降低死亡風險，延長壽命**。可是，適當的睡眠時間因人而異，同時也因年齡而不同。既然會有人覺得睡六小時就很足夠，自然也會有人覺得完全

---

⑮ SLEEP(26),pp.117-126, 2, 2003.

不夠。

中午前打瞌睡，代表身體亮紅燈

因此，請各位先回答下列的問題，確認自己是否有睡眠不足的情況，再來了解自己最佳的睡眠時間。例如，明明還是上午卻昏昏欲睡，在重要的會議中迷迷糊糊，經常性的作業疏失，一坐上電車就馬上睡著……這樣的人極有可能是睡眠不足。

睡眠不足檢查表

□早上不容易睡醒，遲遲爬不起來。

□才上午就開始昏昏欲睡。
□睡意在重要的會議或商談時襲來，無法集中注意力。
□經常發生工作上的粗心錯誤。
□午睡之後還是很睏倦。
□搭乘交通工具時，一旦坐上座位，便馬上睡著。
□週末比平日多睡兩小時以上。

上述狀況只要有一項符合，就可能是睡眠不足。而且符合的項目越多，代表睡眠不足的情況越嚴重。此外，若要知道自己需要多長的睡眠時間，可以利用假日，看看自己睡了多久後才能自然睡醒就行了。

「只要可以睡到自然醒，就可以精神奕奕的度過一整天。嘗試一星期在沒有鬧鐘的情況下起床，就能知道最適合自己的睡眠時間。」各位讀者要不要在連假或是休假的時候，測試看看？

下午把領帶解開，開啟睡眠儀式

儘管想償還的睡眠「負債」堆積如山，但難以全部還清的人或許不在少數。建議遇到這種情況時，可以利用以下白濱教給大家的三個訣竅，來提高睡眠品質。

第一個是下午到晚上的度過方式。從白天的「戰鬥模式」（交感神經居於優勢的狀態）切換成「放鬆模式」（副交感神經居於優勢的狀態），營造出容易入睡的情境。

例如，早上束緊領帶，稍微壓迫頸動脈，同時提升戰鬥模式的交感神經，並在心中說：「好，今天也要好好努力。」為自己加油打氣。可是，到了下午就要放鬆領帶，解除戰鬥模式。然後，按下讓放鬆模式的副交感神經居於優勢的開關。

除此之外，聽音樂、做伸展操、泡澡、調暗房間的照明、晚上不滑手機、不收發電子郵件……有各式各樣的方法切換開關。像這樣自己摸索符合個人風格的「睡眠儀式」，且養成習慣就更好了。

同樣睡五小時，為什麼有人仍精神奕奕？

第二個訣竅就是，注意睡眠的「黃金時間」。

「一般來說，晚上十點到半夜兩點之間，促進睡眠的褪黑激素會急遽增加，因此，這個時間會更容易入睡，同時得到深層睡眠。例如，就算同樣睡五小時，半夜三點睡覺、早上八點起床，和晚上十二點睡覺、早上五點起床相比，睡眠深度和疲勞消除程度仍會有極大的差異。希望短時間睡眠後，仍可打起精神的人，只要在黃金時間上床睡覺，就能有效提高睡眠品質。最好是在褪黑激素分泌旺盛的十二點之前就寢。」白濱說。

最後就是度過白天的方法。起床之後，馬上打開窗簾、晒太陽。其實，褪黑激素是藉由白天的陽光所製造，因此，晒太陽可以讓腦部做好分泌褪黑激素的準備，接著分泌量就會在十四至十六小時後增多，這就是要在白天晒到陽光非常重要的理由。陽光也能校正生理時鐘的偏差、調整睡眠節律。另外，在容易產生睡意的午休時間，小睡十五分鐘左右，也有助於消除睡眠不足的問題。

「事實上，能幹的上班族都知道如何提升睡眠品質。」白濱說。

第六章

大腦的行程表：睡前學技能、睡醒找靈感

1 大腦喜歡你在幾點鐘做什麼事

許多學生儘管精力充沛、瞬間爆發力十足，會在考前徹夜不眠，努力讀書，但考試結束之後，好不容易犧牲睡眠記下來的內容也全都忘了……大家是否曾有這樣的經驗？

學生時代或許可以臨時抱佛腳，但進了職場之後，可以臨陣磨槍的機會卻相當有限，大部分的情況都需要靠多年的經驗和技能。重點是，隨著年齡增長，犧牲睡眠對自己來說，也會變得越來越困難。

那麼，該怎麼做，才能確實的記住工作所需的事物？我們邀請日本滋賀醫科大學精神醫學講座的栗山健一副教授，來為大家解惑。他說：「**有三種方法可以確實牢記剛學會的事物**。首先是不斷的反覆學習，再伴隨著當下感受到的情感來記憶。因為就算再怎麼不願意，驚訝、開心、恐怖的事物，總會輕易記在腦海裡。最後就是善用睡眠。」

基本上，睡眠的目的是讓頭腦休息，但除此之外，也有整理當天記住的事物，同時加強記憶的作用。「記住重點之後，好好睡上一覺，就可以把記憶烙印在腦海裡。」

在睡前學習，就能提高記憶力！

例如有一個有趣的實驗，請受試者依照課題，練習快速且正確的敲打鍵盤，結果發現不管是一天練習兩次或一次，只要之後睡了覺，熟練度就不會有太大的差異（見圖6-1）。

實驗在每隔十二小時實施後，調查熟練程度。一組在白天和晚上十點練習，睡一個晚上之後，隔天早上十點再次練習。另一組則是在晚上十點練習，然後睡覺，到了隔天早上和晚上十點又再次操作鍵盤。最後可以從圖表清楚看出，就算晚上只練習一次，還是可以在睡覺之後有所精進。

也就是說，**只要在晚上進行某些練習或學習，之後再好好睡上一覺，就可以提高效率**，讓記憶在大腦扎根。「不光是鍵盤輸入，在學習知識和語言的實驗當中，都出現相同的結果。」栗山說。

話說回來，為什麼光是睡覺，就會產生這樣的差異？睡覺期間究竟發生了什麼事？「在睡覺期間，腦部究竟發生了什麼事，細節至今尚未明朗。不過，睡眠的確可以幫助整理思緒，讓記憶扎根，在腦部的神經細胞層次產生變化。這是唯有睡眠才有的作用，單純的休息是得不到的。」如此一來，就

圖6-1　就算只在晚上學習一次，只要睡覺，就能提升技能

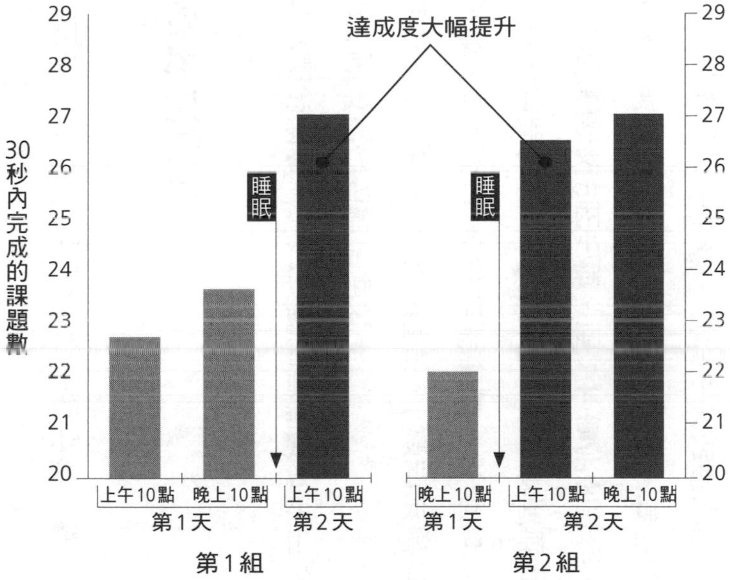

讓62位受試者接受鍵盤輸入的課題。分成「早上→晚上（睡覺）→早上」練習的組別（第1組），和「晚上→（睡覺）→早上→晚上」練習的組別（第2組），比較輸入技巧的熟練度，結果看出後者的技能提升效果比較早出現，同時睡覺之後，技能有了明顯的改善。

〔資料來源〕Matthew P. Walker,et al. Neuron, Vol.35, 1-20, 3 July, 2002.

可以理解為什麼學生時代犧牲睡眠所記下的知識，總是隔天就忘了。

「晨練」效率比較差

那麼，到底該怎麼做，才可以把這種睡眠效果用來提升工作效率？栗山在這裡針對善用睡眠的方法提出建議。

首先，從早上的生活方式開始調整。「最近很流行晨練，可是，從生物節律的觀點來看，早晨的學習和技能練習，未必會有好的效率。」栗山指出，早上有所謂的睡眠慣性，起床後仍會暫時受到睡意的影響，一直持續腦袋空轉的狀態。**通常需要花兩小時，睡意才會完全消除**，腦袋才會徹底清醒。

「所以，如果要在一大早做某些工作的話，就要選擇不需要全程運用頭腦的動作。例如單純的打字作業，或是不太需要思考、可以輕鬆處理的收發電子郵件等，這就是所謂的簡單工作。困難的工作，要留到腦袋可以確實運轉的時候再處理，才是聰明之舉。當然，一大早狀態就極佳的人則另當別論。**睡眠慣性也有個人差異，有些人三十分鐘就消除了。**」

起床經過兩小時後，只要沒有嚴重的睡眠不足，睡意便會徹底消失，腦部接著進入絕佳模式。麻煩的工作或難處理的案件，只要留在那個時段處理就可以了。

一天分幾次睡，是動物天性

可是，接下來的關卡，就要面臨午餐後的睡意來襲。在這個時段，集中力會下降、工作效率不佳，失誤也會增多，搞不好還可能發生意外。這對上班族來說，是最糟糕的狀況。

「與其說是因為吃飽飯的影響，不如說是因為生物節律的關係，人類的身體總是在下午一點至三點之間開始產生睡意。很多野生動物都沒有一次睡足的習慣，多半會在一天內分別睡上好幾次。而人類到了近代，也開始養成一天分數次睡覺的分段睡眠習慣。

「然而，大約從一百五十年前開始，**煤氣燈和電燈等人造照明開始發達以後，人類才確立晚上一次睡飽的習慣**。專家認為，下午會嗜睡則是過去留下的習性所造成。另外，由於上班族大都有慢性睡眠不足的問題，這也是打瞌睡的原因之一。」栗山說。

因此，就白天的嗜睡對策來說，建議各位有效運用午睡。「短時間的睡眠可以使頭腦變得清晰。可是，午睡時間過長，反而會使下午的工作效率降低，同時也會讓夜間的睡眠品質下降，所以午睡要盡可能控制在十五分鐘，最長不可以超過三十分鐘。」

就寢前，最適合磨練自己

午睡使腦部清晰後，下午就會再次進入工作順利的黃金時段，不妨趁這個時間用清醒的頭腦一一解決棘手的工作。然後，多數人希望工作結束後，可以去喝一杯……但粟山說：「其實對上班族來說，接下來的時段是自我磨練的黃金時段。」

「**一天當中，睡意最少、腦袋最靈活的時段是下午到晚上之間，尤其是睡覺前的一至兩小時**（只要稍微控制晚上飲酒的話）。就生物節律來說，這是最適合工作和學習的時段。當然，學習之後還可以好好睡上一覺，讓記下來的事物徹底扎根。」

因此，若想精進自己、學習外文，或為了考取證照去補習，工作結束後的時段是最理想的。另外，打高爾夫或網球之類的運動也很不錯。

「這就是為什麼在晚上的高爾夫練習場，會看到很多貌似上班族的男性。練習之後，只要好好睡上一覺，效果也會加倍呈現。可是，如果太過專注，就會過於興奮，反而妨礙入睡，睡眠時間也可能因此減少。總之，僅止於適當程度的睡前活動才是重點。」

此外，有些高爾夫的初學者揮動球桿時，會一邊喊出「叉燒麵！」（按：源自於日本漫畫家千葉徹彌的作品《新好小子》的主角每次揮桿時，會大喊「叉燒麵」）之類的聲音、一邊揮桿，這是為了幫助初學者抓住揮桿的時機。話說回來，或許有人會覺得奇怪，為什麼要喊叉燒麵？不過，據說這也是一種合理的練習方法。

「其實最近的研究發現，這種用詞語表現的方法和動作串聯起來，可以強化睡眠期間的記憶。也就是說，動作和技能等活動身體的記憶，能**把口號**

和動作知識一併記在腦中，然後好好睡覺，就更容易記住動作。」栗山說。

不管是公事還是私事，只要善用睡眠的力量，便可望確實提升效率。下頁圖6-2整理了前述有效度過一天的方法，請試著把它調整成自己的風格，讓睡眠成為個人的最佳夥伴！

圖6-2　考量睡眠、生物節律的有效度過一天的方法

時段	建議的作業	腦部狀態
起床（7點）後2小時內。	・收發簡單的電郵。 ・閱讀早報。 ・處理單純的作業，例如輸入文字等。	睡意還沒有消退，而且腦袋遲鈍。
起床2小時後（9點）至正中午。	・難纏的工作（商談、簡報、資料製作等）。 ・棘手的案件。	腦部活動開始提高。
午餐後（下午1～3點）。	・午睡（15～30分）。 ・簡單的報告與指示。 ・事前調查。	集中力下降，除了工作效率降低外，失誤也比較多。
下午至晚上。	・要求創造性的作業（計畫立案、研究開發、編寫原稿等）。 ・學習（英語會話、運動等）。	一天當中，睡意最少，腦部活動達到巔峰，因此頭腦清醒、靈活。
就寢的1～2小時前。	・背書、記憶。 ・反覆練習運動。 ・練習樂器。	睡眠更容易幫助記憶。

2 靈感不會突然冒出來，得這樣準備

有不少上班族需要每週、每個月，或是定期提出企劃或表現創意。不用說也知道，製作優秀的企劃是相當吃力的，嶄新的創意也不是隨便就能輕易構思出來。即便專心思考好幾個小時，仍沒辦法寫出好企劃等情況也不足為奇。仔細想想，進行某些作業時，也曾有突然浮現絕佳靈感的時候，這就是所謂的「靈光乍現」。

既然如此，最容易產生嶄新靈感和想法的時段是什麼時候？和睡眠之間的關係又是如何？睡眠評估研究機構的白川修一郎教授，將為大家說明。

想不出企劃？跟睡眠不足有關

「人類的體溫和**身體能力**會在就寢十九小時後達到巔峰。腦部的血流量也會在這個時候增多。可是，問題是起床經過十二小時後，疲累感會逐漸在腦部累積，使**頭腦靈活度下降**。」

腦部是最容易受睡眠不足影響的器官。睡眠不足會導致記憶力、邏輯性思考力等功能下降，因此，疲憊的頭腦當然構思不出好點子。

事實上，已經有研究證實，起床很長一段時間之後，語言流暢性的能力會下降。所謂的語言流暢性，就是例如對於蘋果這個名詞，能夠快速回答「咬」、「吃」、「嚼碎」等相關動詞的語言能力（見左頁圖6-3）。

嶄新的企劃多半是把乍看之下，似乎沒什麼關係的事物串聯起來所孕育

圖6-3　長時間醒著，腦部就會變得遲鈍

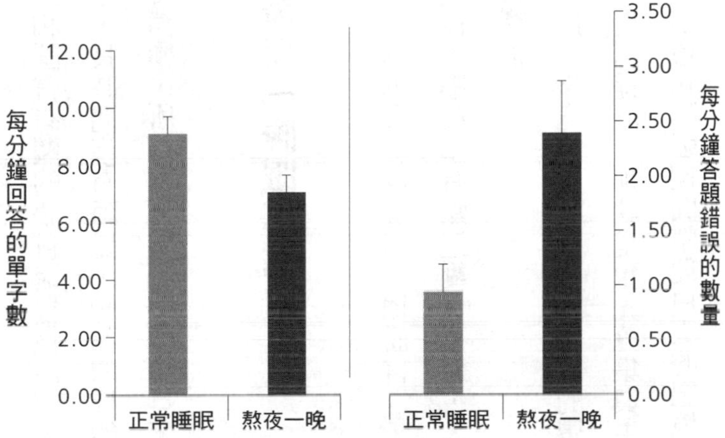

以20名健康的年輕人為對象，分別測試36小時不睡覺（一晚熬夜）和一般睡眠（7至8小時）兩種情況的語言流暢度。睡眠時間較多時，每分鐘可回答的單字數較多，錯誤答題數則以不睡覺的情況較多。

〔資料來源〕J Sleep Res. 1998 Jun; 7(2):95-100.

而出的。一旦和語言有關的語言流暢性能力下降，產生靈感的能力自然會降低。總而言之，長時間沒有睡覺，腦部的機能不僅會下滑，而且心情也會低落，思緒變得消極，所以晚上的時候不適合深入思考（但適合練習）。

靈光乍現需要「睡眠準備」

睡飽後，大腦也會變得靈活。總而言之，要思考靈感的最佳時機是在上午。起床不久後，腦袋還有點迷糊，不過，大約經過一小時後，腦袋就會徹底清醒，變得靈活。

「話雖如此，畢竟靈感不會平白無故的冒出來。若想浮現靈感，就必須做好準備。」白川提醒，那就是預先蒐集與主題相關的資訊，進一步消化那些資料後，腦部會在睡眠期間整理白天的記憶。

「腦部會把收到的資訊加上索引，使資訊呈現更容易取出的狀態。隔天腦部機能因睡眠而獲得改善，就會產生意想不到的記憶聯想，自然更容易浮現創意的想法。」如果沒有好的靈感，就不要過於堅持，好好睡覺、休息。這樣一來，腦海中會彙整資訊，隔天頭腦就比較容易產生靈感。

下午有會議時，就在事前來個短暫的小睡

公司會議多半都在下午。從生物節律來看，下午兩點至三點是白天當中睡意最濃厚的時段。當然，頭腦也會變得遲鈍。如果希望有讓人另眼相看的機敏發言，白川說：「最好在開會一至三小時前，稍微小睡十五分鐘。」

訣竅是不要躺著睡，因為這樣會進入深層睡眠，就算醒過來，腦袋也會迷迷糊糊。所以只要靠著椅子或沙發，閉上眼睛，稍微打個盹就夠了。白川

說：「坐姿不會讓體溫下降，所以醒來後可以馬上活動。」只要在睡前喝杯咖啡，就會因為咖啡因的作用，在十五至二十分鐘之後徹底清醒。

靈感乍現也是腦的機能之一。如果睡眠不足，腦部的功能就會下降，同時也容易罹患憂鬱症。對於創意性的工作來說，平日維持良好的睡眠，也是相當重要的。

睡前喝酒，反而無助於睡眠

基本上要建立規律的睡眠節律，每天在相同時間睡覺，也在相同時間起床，則是最理想的。很多上班族會在假日多睡一些，但白川說：「如果要讓頭腦確實運轉，最好也不要改變假日的睡眠節律。也有數據指出，假日越晚睡覺的孩童，成績越差。」

在食物進入胃、消化活動特別旺盛的期間，身體很難進入休息模式，因此最好在就寢三小時前享用晚餐。而適量的酒精有助於消除壓力，但絕對沒有幫助入睡的「睡前酒」。微量的酒精有興奮作用，會使人不容易入睡，雖然大量飲酒有辦法入睡，但睡眠反而會變淺，也經常會在半夜醒來。

聽說睡覺時做的夢，也可以帶來靈感。像德國化學家弗里德里希・凱庫勒（Friedrich August Kekulé von Stradonitz）夢到銜尾蛇（傳說中咬著自己的尾巴的蛇），便在天亮後發現了苯環（Benzene Ring）結構。因為凌晨做的夢或是睡醒時想到的點子很容易忘記，所以只要預先把便條紙放在枕邊，就沒問題了。

「如果長時間持續睡眠不足的狀態，根本沒辦法好好做筆記。因此，平日維持良好的睡眠非常重要。」白川說。

3 不開心而睡不著——反而比較好

相信很多人在學生時代聽說過：「不睡覺，記憶就不會扎根，所以考試前熬夜讀書不會帶來任何效果。」雖然這個說法乍聽之下很有道理，卻未必正確。「**平常沒怎麼讀書的學生，肯定還是熬夜準備考試會比較好**。」日本大學醫學院的內山真教授這麼表示。

「**平常就很用功的學生**，為了讓腦袋在考試時更靈光，**當然應該好好睡上一覺**。可是，大家應該也可以從經驗了解，如果原本就欠缺知識的話，還是犧牲睡眠時間，稍微惡補一下會比較好。我自己在學生時期，從沒有在考前好好睡過一覺。」的確是如此沒錯。可是，若要讓記憶確實扎根，還是好好睡覺比較正確吧？

「未必能如此斷言。其實說法眾說紛紜，至今尚未有明確的結論。」內山提出出乎意料的回答。這究竟是怎麼回事？

練習時感受不到，隔天卻變得精進的方法

首先，記憶可大略分成短期記憶和長期記憶，而**長期記憶可進一步分成陳述性記憶（外顯記憶）和程序性記憶（內隱記憶）**。

所謂的短期記憶，是把聽到的電話號碼記下來，撥打電話；或是把記下來的密碼輸入電腦時的瞬間性記憶。但在進入下一項作業時，就會把剛剛所記的事忘得一乾二淨。

圖6-4　記憶的種類

短期記憶		瞬間記憶。
長期記憶	陳述性記憶	可以語言化的知識和體驗。
	程序性記憶	身體記住的技能。

另一方面，長期記憶則是不管經過多久的時間，仍會殘留下來的記憶。在這當中，知識和體驗等可以用語言形容的記憶，稱為陳述性記憶；而游泳及騎腳踏車的方法等難以化成語言的技能，則稱之為程序性記憶（見圖6-4）。

首先了解長期記憶和睡眠之間的關係。

「研究發現，與運動和樂器演奏等相關的程序性記憶，可以透過良好的睡眠來扎根，不過，陳述性記憶的部分並不明確。」內山說。

以色列的魏茨曼科學研究學院（Weizmann Institute of Science）已經透過研究證實，練習後的睡眠，可以提高程序性記憶的穩定度[16]。

內山表示，例如去高爾夫練習場練習好幾個小時，當天沒有半點精進的感覺，但隔天再次練習時，卻發現突然進步了很多。或許也有讀者曾有這樣的經驗，這就可以證明絕對不是自己想太多。

因此，練習當天的睡眠，對程序性記憶來說尤其重要。如果熬夜一晚，隔天才好好睡上一覺，記憶既不會扎根，技能也不會有所進步[17]。

睡眠期間，大腦有活動、而且有做夢的狀態，稱為快速動眼期睡眠；而大腦休息、沒有活動的狀態，稱作非快速動眼期睡眠。內山說：「程序性記憶的扎根，在非快速動眼期睡眠中發生的可能性很高。」

⑯ Science. 1994 Jul 29; 265(5172):679-82.

⑰ Nat Neurosci. 2000 Dec; 3(12):1237-8.

「為了讓腦部徹底記住技能（程序性記憶），而不斷反覆練習之後，腦部會建構出與該技能相關的粗神經網路，同時也會建構出好幾條又細又複雜的細神經網路。可是，對於技能是否能有效發揮來說，後者的細神經網路就像惱人的噪音般，會妨礙腦部記住技能。所以，**非快速動眼期睡眠會刮除（消除）這種噪音，只保留下粗神經網路，於是就能確實保留程序性記憶。**」

夜間的劇烈運動會使人難以入睡，因此通常不建議這麼做。可是，如果是高爾夫的揮桿或是樂器演奏等，運動量較少且需要熟練的動作，為了儘快進步，在夜間練習似乎比較有效。

日本滋賀醫科大學精神醫學講座的栗山健一副教授等人的實驗發現，**短期記憶能力也會因睡眠而提升。**

驗證的方法是「N-Back任務」（按：是一種連續實行測試，被廣泛應用於神經成像中，刺激受試者的大腦活動）。預先從四顆燈泡中，選一顆燈泡熄滅。接著請受試者回答在逐次改變的模式當中，前一次熄滅的燈泡是第幾顆？前前次又是如何？看受試者可以回答到幾次前，藉此用來判定短期記憶力的測驗。測驗取七至十小時的間隔，分三次舉行，結果發現只要中間隔著睡眠，成績就會明顯變好[18]。

和長期記憶相比，短期記憶往往遭到忽視，但在職場上，這卻是不容輕忽的能力。例如在自己打算執行工作A的時候，主管又交辦工作B和C給你，結果就在聽取交辦事項的期間，忘了最初的工作A。如果短期記憶良好，或許可以減少上述常見的疏失。瞬間記憶力的提升，不就是腦袋變靈光的證據嗎。睡了覺之後也比較容易靈光乍現。事實上，也有不少人在起床的

⑱ J Neurosci. 2008 Oct 1; 28(40):10145-50.

時候想到好點子。

德國盧貝克大學（Universität zu Lübeck）的研究團隊製作了一些問題，「看似難解，但只要發現隱藏的規則，就能簡單回答出來」，宛如綜藝節目的謎題一般。然而，如果沒有靈感，就算想破頭還是想不出答案。結果發現，在晚上首次作答時，察覺到規則性的人並不多。不過，睡完覺隔天再次挑戰時，就有許多人領悟到訣竅[19]。

其中最值得注意的是睡前的思考。如果什麼都不想，就算睡了，靈感還是不會來。**仔細思考後再睡覺，腦中的「小精靈」才會跑出來工作。**

恐怖經驗會因熬夜而遺忘

最後介紹巧妙的遺忘方法。

從遭主管斥責，乃至心愛的家人離世，只要活著，任何人都會有難受的痛苦回憶。碰到不愉快的事情時，總會想說「睡一覺，忘掉不愉快」。可是，這種時候卻偏偏怎麼睡都睡不著，結果就在被窩裡鬱悶著。然而，內山說：「這樣反而比較好。」

前面提到的栗山等人的實驗中，也曾讓受試者在反覆觀看恐怖的車禍影片後，調查他們睡覺之後及熬夜後的隔天反應。結果證實，熬夜的受試者隔天看到汽車時的恐怖感和盜汗等壓力反應比較少[20]。

這樣看來，睡眠也會讓恐怖的記憶扎根，之所以**碰到不開心的事情會睡**

---

⑲ Nature. 2004 Jan 22; 427(6972):352-5.
⑳ Biol Psychiatry. 2010 Dec 1; 68(11):991-8.

不著，或許正是為了遺忘而發揮的本能性防禦反應。

讓知識扎根、使自己足以應付考試的陳述性記憶，它和睡眠之間的關係，至今尚未明朗，不過，睡眠的確可以提升學習技能的程序性記憶、短期記憶的能力。想破頭也想不出靈感時，就好好睡覺。但因為不順心的事而睡不著的時候，為了遺忘，反而不要硬睡。

第七章

睡眠品質的三寶與三法

1 睡好，要有哪三寶？

為了消除一天的疲憊，隔天也能精神奕奕的工作，最重要的就是保持良好的睡眠品質。因此，選擇寢具也相當重要。即便是短暫的時間，與其在沙發上打瞌睡，不如好好躺在床上睡覺，更能消除疲勞。

東京西川日本睡眠科學研究所的志村洋二課長說：「基本的寢具是枕頭、床墊、棉被三種。正確選擇具備各種功能的寢具，是一夜好眠的條件。」

選擇適合自己的枕頭，其實出乎意料的困難。就像「換了枕頭就睡不著」這句話一樣，枕頭對睡眠品質的影響很大。經常睡不著覺的人，或許重新換一個枕頭，也是解決的方法。

枕頭不是「讓頭枕靠的東西」

志村指出大家對枕頭最大的誤解就是，以為它只單純用來支撐頭部。但枕頭不光是用來支撐頭部，也用來支撐頸部。也就是說，只把頭枕著，卻讓頸部懸浮，是錯誤的方法。讓頭部和頸部確實靠在枕頭上，再讓枕頭接觸到肩膀，才是正確的使用方式。因此，枕頭需要有一定程度的大小。

關於枕頭的形狀，志村說：「**正中央凹陷的甜甜圈型最好。**」中央凹陷的部分正好可以嵌入後頭部，頸部至後頭部之間就更容易服貼枕頭。

雖然軟硬度也令人在意，不過，**枕頭最重要的是高度**。市面上，測量後頭部和頸部的曲線，依照個人量身訂做的枕頭也很受歡迎。挑選市售枕頭時，只要知道符合自己的高度是多少，就比較容易挑選。

「把肩胛骨靠在牆壁或柱子上，稍微把下巴往下壓，使後頭部抬起。在這個姿勢下測量後頭部的凸起處和頸部的凹陷處，兩個位置分別距離牆壁或柱子多少公分，只要以這些數字為依據挑選枕頭即可。」志村說（見圖7-1）。

每個人的數值各不相同，不過概略來說，頸部的距離是五至九公分、後頭部則是二至六公分左右。

市面上枕頭的填充物從蕎麥殼和穀糠（按：稻穀或穀子碾軋後脫下的皮殼，大都作為飼料）等堅硬材質，到棉花和羽毛等柔軟材質都有，基本上選擇自己喜歡的材質即可。柔軟的枕頭沉陷的幅度較大，所以建議試躺過之後再購買。

圖7-1　測量枕頭最佳高度的方法

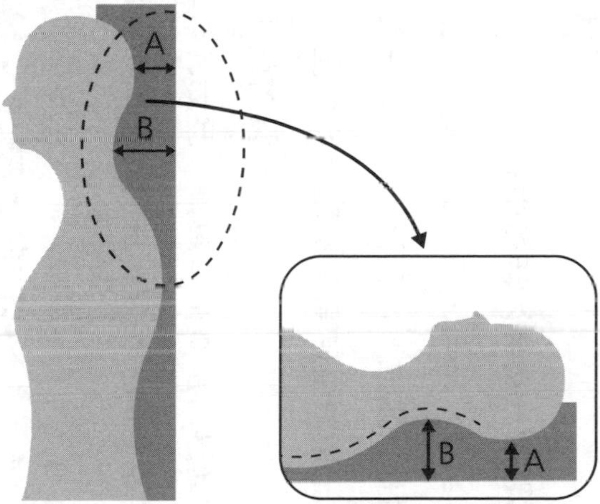

把肩胛骨靠在牆壁或柱子上，稍微把下巴往下壓，後頭部不要貼靠牆壁。在這個姿勢下，測量後頭部凸起處（A）和頸部的凹陷處（B），量量看這兩個位置分別距離牆壁或柱子多少公分，以這個數字作為選擇枕頭尺寸的依據即可。

維持良好睡姿，分散身體壓力

支撐身體的床墊有兩種功用。首先，是維持睡姿（睡覺時的姿勢）。「就像整形外科醫師經常說的，**直接以筆直站立的狀態仰躺，是最自然且毫不勉強的睡覺姿勢**。」志村說。

另一個功用，則是分散體壓（施加在身體上的壓力）。仰躺在床上睡覺的時候，腰部是體重施加最重的部分。根據日本睡眠科學研究所的調查，相對於體重施加在頭部的壓力占八％、腳占一五％，胸（的後方）和腰部則占三三％、四四％。因此，**床墊如果太柔軟，腰部就會下陷**，使身體呈現「く字形」（見左頁圖7-2）。

或許是因為如此，許多人都認為太過柔軟的床墊對身體不好。不過，如

圖7-2　施加於床墊的身體壓力分布

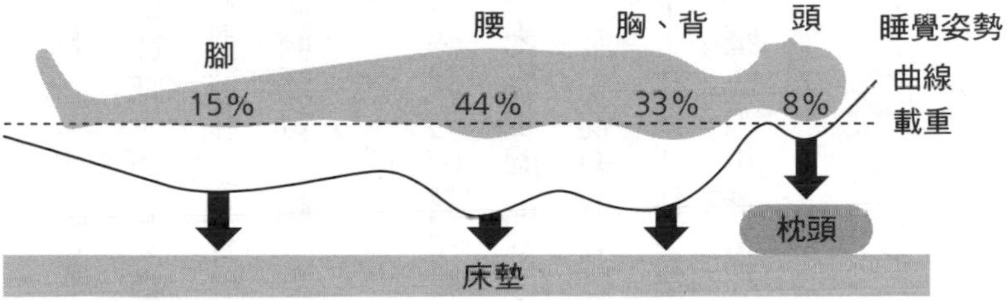

仰躺時，體重施壓最大的部分是腰部。因此，床墊如果太過柔軟，腰部就會下陷，使身體呈現く字形。

果床墊太硬，也容易對身體凸出的部分造成負擔。但這跟體重也有關係，建議**體重較重的人，採用可確實支撐身體的硬質床墊**；體重較輕的人，則使用柔軟的床墊。

就維持睡姿來說，硬的床墊比較好，但是就分散身體壓力來說，則是軟的床墊比較適合。也就是說，床墊的軟硬均衡相當重要，太硬或太軟都不行。

床墊材質有羊毛和聚氨酯泡棉（polyurethane foam，又稱PU泡棉）。羊毛富含吸溼排汗性，不容易造成悶熱。另一方面，聚氨酯泡綿具有高持久性的特徵，很難評論哪一種比較好。但聚氨酯泡棉如果長期鋪在地板上，容易發霉，所以偶爾要豎立起來，讓床墊通風、透氣。若要預防發霉，也可以善用木條床架。

聚氨酯泡綿製的床墊也有「點支撐」的類型，表面有許多突點。如此一來，就會出現未施壓的部分，便不容易妨礙血液循環。

另外，床墊和枕頭的高度之間也有關係。床墊如果太軟，身體就會往下陷，相對之下，枕頭往往會變高。所以如果使用柔軟的床墊，就必須採用較低的枕頭，調整枕頭和身體高度之間的均衡。

夏天不蓋棉被，至少要蓋毛巾

睡眠期間，體溫會下降，為避免體溫過度降低，棉被的保溫能力便很重要，所以睡眠的舒適度和棉被內的溫度、溼度有關。

「最理想的溫度是攝氏三十三正負一度、溼度五〇正負五％，這個條件在一整年當中都相同。也就是說，只要善用棉被的種類加以調整，使溫度和溼度符合上述數值就行了。」

志村曾以六位平均年齡二十二．五歲的女性為對象，調查她們棉被裡的溫度和睡眠品質之間的關係。結果發現，當溫度是三十三度時，非快速動眼期睡眠（深度睡眠）的比例較多，睡眠品質最佳（見下頁圖7-3）。順帶一提，志村也建議在室溫攝氏十五度左右的時候，使用羽毛棉被；室溫二十度

圖7-3　棉被內只要維持33±1度，就可以睡得更舒適

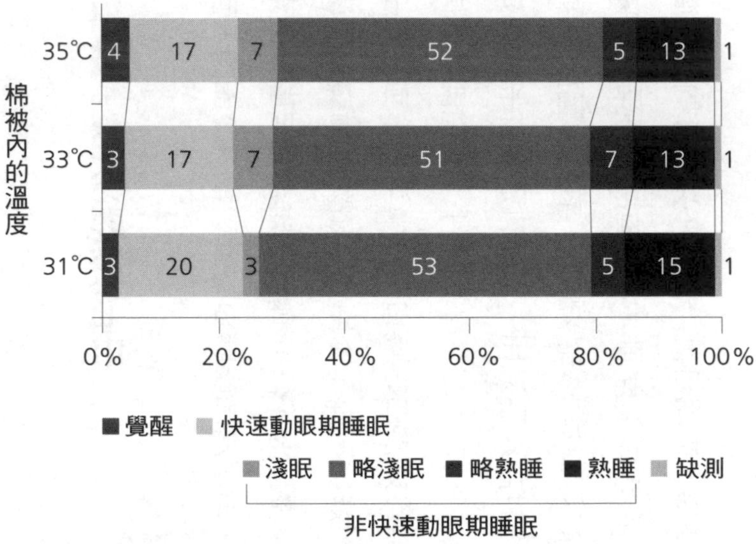

以6位平均年齡22.5歲的女性為對象，調查棉被內的溫度和睡眠品質之間的關係。當棉被裡的溫度是33度時，非快速動眼期睡眠（深度睡眠）的比例較多，睡眠品質最佳。另外，圖中睡眠比例的數值是6位調查對象的平均值。

〔資料來源〕取自日本睡眠科學研究所和橋本生理人類研究所的共同研究。

左右時，則使用絲棉的棉被。

大部分夏天夜晚的最低氣溫，都不會低於二十五度。這個時候，或許有人認為夏天不需要蓋什麼棉被。可是，志村說：「**不蓋棉被是導致夏季感冒的原因**。至少請在腹部蓋上一條毛巾。」為了吸汗，最好也穿著睡衣。

由此可見，使用不適合身體的枕頭或床墊會導致失眠，因此，寢具會大幅改善睡眠品質。對每天的睡眠感到不滿意的人，或許可以試著重新檢視一下自己正在使用的寢具。

2 跪求起床精神奕奕法。前晚你可以……

經常負責接待、跑業務的人，往往會碰到很多應酬的場合。酒精會讓睡眠品質變差，而且因為回家時間太晚，也會導致睡眠時間減少。這裡就請在DeNA（按：日本網路公司，創立之初以電子商務起家，現在營運範圍涵蓋社交媒體、電子商務、娛樂）和吉野家等企業擔任顧問，Neuro Space的小林孝德社長，來教導經常應酬的上班族怎麼改善睡眠！

很多人誤以為喝了酒之後會想睡覺，但其實酒精沒辦法幫助安眠。雖然大量飲酒後可以更快入睡，但會使交感神經興奮，使得睡眠變淺，同時也因為酒精的利尿作用，更容易在半夜醒來。

另外，要特別注意的是，喝酒之前的事前準備——絕對不要「空腹喝啤酒」，據說那會影響當晚的睡眠品質。

「如果空腹喝啤酒，酒精的作用就會變得更加強烈。只要在飲酒前先喝點蔬菜汁或礦泉水，就可以緩和酒精的吸收。我個人比較偏愛喝蕃茄汁，不過，即使只是喝水，還是可以減少對睡眠的負面影響。」小林說。

在此統整幾項注意重點，幫助經常喝酒應酬的人改善睡眠。

- 不要暴飲。
- 不要空腹喝酒。
- 不要吃消夜或太晚吃飯。
- 應酬後，別在回家的電車上睡覺。

起床前十小時內不進食

很多人都知道吃消夜對身體不好。因為睡覺前所攝取的熱量不會被肌肉消耗，所以容易變成體脂肪，同時也會提高肥胖和罹患生活習慣病的風險。甚至，也會對睡眠造成負面的影響。

「睡覺時，核心體溫會下降，使睡眠品質變好。但如果**暴飲暴食，消化活動就會變長，核心體溫便無法順利下降。**」因此，睡眠品質就會變差。

「如果希望隔天早上醒來時可以精神奕奕，最理想的做法是在起床前的十小時內不要進食。」小林說。以早上六點起床的人來說，就等於前一晚八點之後不可以再進食。或許有應酬的日子很難辦到，不過，平日最好可以盡量實施上述做法。

業務人員經常會在下午時段和往來的廠商商談或開會，可是，長時間接待客戶，導致睡眠不足之後，就很容易在吃完午餐後，感受到強烈的睡意。有上述情況的讀者應該也很多吧！吃午餐後之所以嗜睡，主要是基於血糖值和生理時鐘這兩個原因。

首先，血糖值的急速攀升會促進大量分泌胰島素，結果血糖值又會在之後瞬間下降，產生睡意。若要預防血糖值急速攀升，就要在吃進會提高血糖值的醣類食物之前，先吃些其他食物。小林建議：「尤其，先從蔬菜開始吃起，就可以防止血糖值快速攀升。」

晚上應酬？中午先睡個小覺

下午之所以想睡，不光是因為午餐。「以生理時鐘的結構來說，起床後經過七至八小時後的時段，原本就是一天當中最容易嗜睡的時間。因此，只要在此之前，也就是起床後的六小時後小睡一下就可以了。」

說到起床的六小時後，正好是多數上班族的午休時間，可見這個時段小睡是最好的時機。只要在吃午餐之後或移動期間休息一下，就可以預防下午睡意來襲。這種在感受到睡意之前先採取的預防性行為，小林稱之為攻略性小睡。

其他章節已經解說了小睡的具體方法，重點就是不要睡太久。如果睡三十分鐘以上，就會陷入深層睡眠。因為這段期間不需要真正的熟睡，所以只要以坐在椅子或沙發上的姿勢打盹，就十分足夠。

時段也非常重要，就算是十五分鐘左右的小睡，如果是在下午六點之後的話，有可能對夜間的睡眠造成不良影響。尤其不要在下班回家的通勤過程睡覺會比較好。而因為應酬喝酒，在晚上回家前想睡覺的人，只要先在當天中午稍微打盹就行了。若覺得自己可能會在回家的電車上睡著，那就別坐下，站著就能有效預防。

提高核心體溫，工作效率會變好

業務員就算是假日也不得閒，招待客戶打高爾夫的假日，必須比平日更早起才行。如果為了應付一大早的高爾夫球聚，要在短時間內清醒，那就在起床後沖個熱水澡即可。小林說：「只要提高核心體溫，身體就更容易活動，同時也能提升工作效率。」

核心體溫一整天都會變動。體溫最高的時段是在起床的十一小時後，到了晚上則會下降，進而產生睡意。因此，只要**在核心體溫最高的時段運動**，像是步行或伸展身體，也可以進一步提高體溫，**幫助安眠**。

「只要在這個時段活動身體，核心體溫的變動落差就會變大，自然就更容易安眠。另外，睡著不久後所分泌的成長激素會增多，因此，睡眠品質也會變得更好。」小林說。

順道一提，最低核心體溫出現在起床之後的二十二小時後。如果是早上六點起床的人，最低核心體溫大約是在凌晨四點左右。如果在這個時段起床，就會對身體造成較大的負擔，所以就算要熬夜工作，最好盡量避開這個時段。

如果事先知道無法避免熬夜的話，大約在當天傍晚稍微小睡，也是不錯的方法。

3 嘟囔入睡法

失眠的原因可分成兩種。一是壓力或生活習慣紊亂引起的，另一種是疾病所導致。

森下診所的院長森下克也提醒：「雖然原因尚未明朗，不過，『其他疾病』的存在，也是導致失眠的原因。如果沒有察覺失眠的因素，任意服用安眠藥或酒精幫助入睡的話，就會有導致疾病惡化的危險。因此，首先必須檢查失眠的背後，是否潛在著其他疾病。」

睡眠呼吸中止、晚睡晚起、鬼壓床，都是生病

那麼，先來看看主要有哪些疾病。

最常聽聞的睡眠呼吸中止症，就如字面所示，就是呼吸在睡眠期間突然中止的疾病。二〇〇三年，日本山陽新幹線的駕駛因打瞌睡發生意外，而使得這個疾病廣為人知。睡眠呼吸中止症的定義是，呼吸停止十秒以上的現象，在每小時發生五次以上，或是在一個晚上發生三十次以上。

即使呼吸停止使身體感到不適，仍會自然再次恢復呼吸，但那個時候也會對身體造成相對的壓力。當然，睡眠也會變淺。

「原因是**喉嚨深處的肌肉鬆弛，在睡眠期間堵塞氣道**所致。到了中高齡之後，就比較容易發生這種問題。」森下說。睡眠呼吸中止症也會提高罹患

生活習慣病的風險。日本虎門醫院睡眠中心針對七百五十一名，患有睡眠呼吸中止症的患者進行調查，結果發現八三．八％的人同時患有高血壓，另外五一．一％的人患有高脂血症，一七．七％的人則患有糖尿病。

接著是名為睡眠相位後移症候群（Delayed sleep-phase syndrome，簡稱DSPS或DSPD）的疾病。如果用一句話來解釋，就是「晚睡晚起」。晚上遲遲睡不著，早上則一直爬不起來，聽起來似乎只是生活節律和一般人有些許落差而已，但如果老是因為這樣導致遲到，或對生活造成障礙的話，就會被視為疾病。

一般往往認為，早上爬不起來是因為晚上太晚睡。可是，患有這種疾病的人是因為生理時鐘偏差的關係，所以就算白天強迫他們早起，到了深夜還是無法入睡。因此，必須透過光照射療法或藥物療法，校正睡眠節律。

最罕見的是名為發作性嗜睡症（Narcolepsy，又稱猝睡症）的疾病。罹患這種疾病的人，會在重要會議中途等出乎意料的場合，突然陷入沉睡，使周遭的人大吃一驚。半夜也經常有睡眠麻痺（俗稱鬼壓床）的感覺。據說日本平均每五百人就有一人患有這種疾病。「這是因為名為食慾素（Orexin）的腦內神經傳達物質不足，所引起的先天性疾病。這可以利用藥物療法改善，所以當你發現有類似情況時，請務必前往醫院診治。」森下說。

更年期障礙也會導致失眠

很多女性每到生理期的一星期前，就會為白天的嗜睡問題所苦。這種現象稱為月經關聯過眠症（Menstrual-associated sleep disorder）。是女性排卵時所分泌的黃體素（Progesterone，也稱孕酮）所引起。

「黃體素作用於腦部，會引起嗜睡和頭痛。有時也會造成夜間失眠，這種現象出現時，可以利用荷爾蒙補充療法或中藥治療。」森下如此表示。根據某項調查，更年期的女性半數都有失眠的問題，推測是荷爾蒙平衡的急遽變化，導致自律神經紊亂所致。

除此之外，服用降低血壓或膽固醇的藥物會引起副作用，導致藥物性睡眠障礙。此外，一旦罹患憂鬱症，幾乎都會有失眠的情形。那麼要怎麼判斷自己可能有失眠的狀態？首先試著填寫下頁圖7-4的睡眠障礙自主檢查表。如果勾選的項目超過一半以上，便很有可能罹患疾病。這個時候請不要多做考慮，馬上請醫師診治！

符合睡眠障礙自主檢查表的項目少於一半，就不需要擔心疾病造成失眠的問題。也就是說，失眠並不是因為生病，而是壓力或生活習慣的紊亂所引起的。

圖7-4　睡眠障礙自主檢查表

類別 1 睡眠相位後移症候群

- □ 早上總是很難起床。
- □ 中午前經常腦袋空空。
- □ 上班或上學經常遲到。
- □ 到了下午至夜晚之間就會充滿精神。
- □ 睡覺時間通常都很晚。
- □ 睡覺時間大致固定。
- □ 熬夜導致早上賴床已持續一個月以上。

類別 2 睡眠呼吸中止症

- □ 睡眠期間曾有打鼾和呼吸停止的情況。
- □ 有肥胖傾向。
- □ 有時會在睡眠中途覺醒，感到呼吸困難。
- □ 在白天打瞌睡。
- □ 無法專注於工作或課業。
- □ 性慾降低。

類別 3 發作性嗜睡症

- □ 往往因失眠而沒有熟睡感。
- □ 有時會做惡夢。
- □ 工作或讀書時，會不自覺睡著。

類別 4 月經關聯過眠症

- □ 生理期1～2星期之前，白天容易睏倦。
- □ 生理期1～2星期之前，晚上難以入睡。
- □ 生理期1～2星期之前，會在半夜醒來。
- □ 生理期1～2星期之前，無法熟睡。
- □ 生理痛相當嚴重。
- □ 生理期來之前會感到暈眩、噁心。
- □ 生理期來之前有時會焦慮或心情低落。

類別 5 更年期障礙

- □ 臉突然發燙。
- □ 比年輕時期更容易出汗。
- □ 比年輕時期更難入睡，有時還會中途醒來。
- □ 下半身虛冷，上半身卻發熱。

在類別1～類別5的問題中，如果勾選的項目有一半以上，這些疾病便可能是導致睡眠障礙的原因，建議應該前往醫療機構就診。

〔資料來源〕森下克也編製。

放鬆肌肉、什麼都不想，便快速入眠

失眠會帶來各式各樣的煩惱，最常見的是，身體明明疲累不堪，躺在床上卻睡不著覺，也就是難以入睡的類型。因為「不睡不行」而感到焦躁，反而更睡不著。就算不是每晚失眠，但當隔天有重要事情的時候卻總會如此……這個時候請務必試試森下所提倡的「**嘟囔入睡法**」，做法相當簡單。

①仰躺，雙腳與肩同寬。手掌朝下，蓋著棉被。**不躺枕頭是最好的**，不過，如果還是想躺枕頭的話，就用毛巾等折成**較低的枕頭**。

②稍微抬起下巴，放鬆嘴巴的力量，微微打開嘴巴。

③什麼都不想，在心中嘟囔「啊」幾十秒。

光這樣就夠了。如果還是沒辦法馬上睡著，就再反覆嘟囔「啊」好幾次。**重點就是放鬆肌肉和什麼都不想。**「順利的話，就可以確實睡著。」森下斷言。

利用嘟囔入睡法，打消腦中浮現的話語

很多人都以側睡的方式睡覺，但其實讓身體感到最放鬆的姿勢，則是仰躺。之所以不使用枕頭，是因為白天身體前屈的狀態較多，所以要用這種方式放鬆頸部的壓力。只要稍微打開嘴巴，就可放鬆全身的力量。森下說：「睡不著的時候，往往是下巴在用力。若要放鬆全身的力量，先放鬆下巴是最好的做法。」

就算打開嘴巴，還是要用鼻子呼吸。用嘴巴呼吸會使黏膜變得乾燥，同時病毒也比較容易入侵。（按：臺灣也有牙醫師指出，睡覺時用嘴巴呼吸容易引起蛀牙、口臭及睡不好，還會增加感冒的風險。此外，用嘴呼吸時，舌頭往後移，也會壓縮呼吸道的空間，導致打呼、睡眠呼吸中止症等問題。）

另外，用鼻子呼吸，也比較容易把氧氣運送至腦部。森下補充說明：「睡不著的原因是，肌肉緊張和自言自語。」只要全身放鬆，接下來就要停止自言自語。

即便沒有出聲，我們躺在床上時，腦中還是會有各式各樣的想法。結果，睡意就會慢慢離自己而去。但只要在心中連續嘟囔「啊」，就可以打消不斷浮現出來的想法。剛開始或許很難順利實行，但只要多嘗試幾次，就可以慢慢掌握訣竅。

嘟囔入睡法也可以在中途醒來的時候使用。如果深夜突然醒來，之後無法再次入睡的話，僅要仰躺、放鬆嘴巴的力量，在不發出聲音的情況下，嘟囔著「啊」就可以了。

4 運動未必讓你好眠，運動習慣才是辦法

運動有助於安眠。活動身體、汗流浹背的日子，總會感到疲勞，於是會比平常更早上床睡覺，而且半夜醒來的情況也不多。事實上，運動員的睡眠時間總是比一般人長，所以當他們退休之後，也有很多人為失眠所苦。

雖然睡眠時間足夠，但因為生活循環週期紊亂等因素，導致難以入睡或半夜醒過來好幾次，乃至隔天起床無法徹底清醒，白天也會感受到強烈的睡意……這個時候就可以利用運動來改善睡眠。

內田直院長曾在早稻田大學運動科學學術院擔任教授，如今開設診所，

他在此傳授大家幫助好眠的運動方法。他說：「運動可以改善睡眠，但最重要的是養成運動的習慣。若臨時起意，在星期日跑上十公里，對改善睡眠來說仍沒有太大的意義。相較之下，每天上下班走十五分鐘的路程，反而還比較有效。」

也就是說，即使今天希望早點睡而突然運動，也未必能夠馬上產生好眠的效用。

運動習慣有助於返老還童

海外已經有研究證實，擁有長期運動習慣可以改善睡眠品質，同時可以減少半夜驚醒，增加慢波睡眠（入睡不久後的深層、非快速動眼期睡眠），使整體的睡眠時間變長（見下頁圖7-5）。因為通常隨著年齡增長，慢波睡眠

圖7-5　運動習慣改善睡眠品質

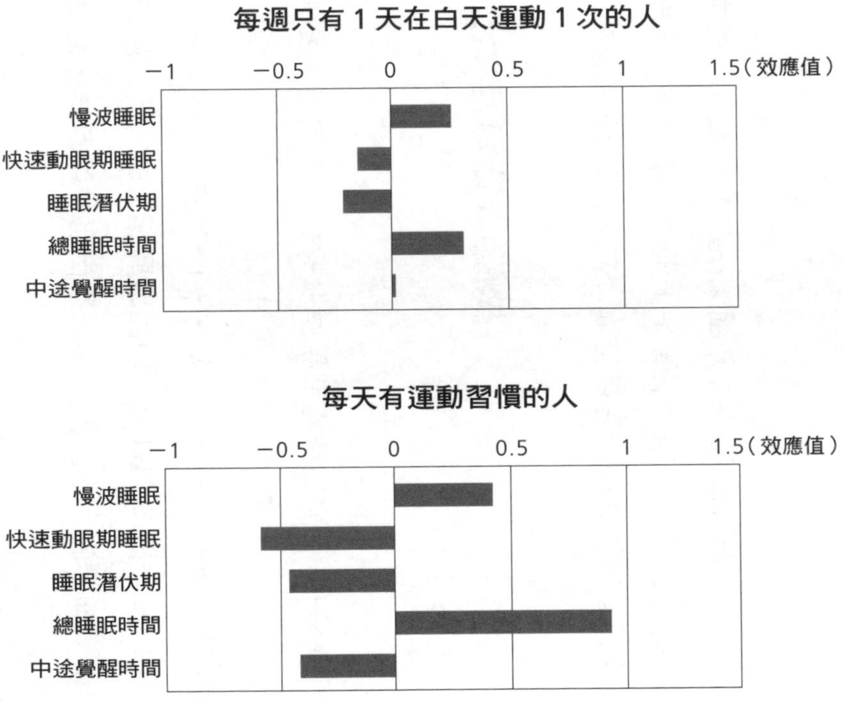

效應值（Effect size）是量化現象程度的數值，其絕對值越大表示效應越強。也就是每天有運動習慣，更容易入睡（睡眠潛伏期變短），同時可減少半夜醒來，增加慢波睡眠，使整體的睡眠時間變長。

〔資料來源〕根據Kubitzu et al. Sports Med. 1996 編製。

會減少，中途醒來的次數增多，總計的睡眠時間也會逐漸變少。

二〇一三年，美國國家睡眠基金會（National Sleep Foundation）把一千五百人分成「不運動」、「低強度的運動」、「中強度的運動」、「高強度的運動」四個組別，調查運動和睡眠之間的關係。

結果發現四個組別的睡眠時間都沒有太大的變化，但最大的差異是滿足度。回答平日睡眠時間「足夠」的人當中，不運動的人占五三％、運動的人占七〇％。而回答「睡得很好」的人當中，不運動的人占五六％，低強度占七六％、中強度占七七％、高強度占八二％，這顯示**運動程度越劇烈的人，睡眠狀態越好**。

沒錯，養成運動習慣即可改善睡眠品質。可是，基於忙碌等理由而無法確保睡眠時間的人，就必須特別注意。「現代上班族有睡眠嚴重不足的情況。許多人的睡眠時間在五小時左右，幾乎所有人都睡不到七小時，這些人即便運動，還是彌補不了睡眠不足的問題。因此，在運動之前，確保足夠的睡眠時間是一大前提。」

相信不用叮嚀，大家都知道，對於工作忙碌、每天只睡大概五小時的人來說，如果有時間運動，不如留給睡眠還更好一點，所以先從確保足夠的睡眠時間開始！

有憂鬱傾向的人可藉由運動改善情緒

另外，覺得睡眠不足，躺在床上卻怎麼都睡不著的人，搞不好是憂鬱症的預備軍。

有各式各樣疾病會引發睡眠呼吸中止症等睡眠障礙，而其中最具代表性的便是憂鬱症。「憂鬱症患者多半有失眠的困擾，失眠也被視為憂鬱症的症狀之一。反過來說，為失眠所苦的人，罹患憂鬱症的風險也會偏高。」

因憂鬱症而導致失眠的原因之一，是遭受到慢性壓力，所以就算躺在床上，仍無法消除交感神經的緊張。而且，睡眠不足會進一步損傷腦部和神經，進而陷入惡性循環。

輕度憂鬱症可利用運動來改善，選擇無氧運動（短跑和肌肉訓練）與有氧運動都有效果。當然，如果同時做無氧運動和有氧運動的話，則更能明顯改善情緒[21]。

在養成運動習慣前，首先要注意的是運動時段。就像睡前刷牙一樣，先決定好一天當中的運動時間，就比較容易持續下去。什麼時候運動比較好？就理論來說，下午到晚上運動最好。

㉑ Sports Med. 2009; 39(6):491-511.

一天當中，什麼時候運動最好？因人而異

不論室外的氣溫如何，腦部或內臟等核心體溫會在**起床的十一小時後**，達到最高溫。如果是早上七點起床，那就是下午到晚上的時段。只要在這個時段的前後運動，體溫就會進一步上升，到晚上睡覺時的核心體溫就會大幅下降，自然更容易入睡。

可是也有人說，睡前運動會刺激交感神經，使頭腦更清晰，所以並不適合。針對這點，內田說：「最適合運動的時段因人而異，不能一概而論。當然，也有人習慣在睡前做腹肌運動，同樣睡得很好。另一方面，起床後的體溫比較低，所以睡醒沒多久就去運動，容易造成運動傷害，不過，這卻有提

高清醒度，使自己整天都可以精神奕奕的優點。可見人類有早型、夜型之類的體質差異，所以不需要太過拘泥於時間，只要在自己覺得方便的時段運動就行了。」

如果可以每天運動是最好，但建議**至少每週運動三天以上**。就像前面提到，沒有時間運動的人也可以利用上下班的時間，單程走路**十五分鐘**。內田建議：「我個人也是不搭電梯或手扶梯，而是盡量爬樓梯，像一次爬兩階樓梯也有訓練肌肉的效果。因此在日常生活中隨時抓緊機會運動，相當重要。光是這樣就可以提高睡眠品質。」

5 中午別碰碳水化合物，晚餐攝取褪黑激素

管理營養師伊達友美至今已經指導過五千多人飲食，她說：「飲食可以在一定的程度上控制睡眠。」那麼，不能睡覺的時候、希望好好睡上一覺的時候，又該吃什麼食物？來聽聽她怎麼說。

下午不想打瞌睡？中午別吃白飯

應該有不少人，上午明明活力滿滿的工作，到了中午吃完午餐之後，睡

魔便突然襲來。之所以發生上述狀況，原因就在於餐後血糖值急遽上升的關係。血液同時集中在胃部，導致腦部循環的血液減少，也是打瞌睡的因素之一。

「想避免血糖值上升，最基本的方法就是，**別吃太多白飯等碳水化合物**，午餐過後也要少吃砂糖過多的甜食。如果下午希望集中精神工作，控制醣類的攝取是必須遵守的原則。」伊達說。

有些人總是一碗接著一碗，一副「不吃就是一大損失」的模樣。可是，畢竟已經不是高中生了，還是稍微克制食量會比較好。尤其中高齡之後，如果飲食過量，可能導致生活習慣病，同時也會降低工作時的集中力。

如果碰上午餐後絕對不能打瞌睡的情況，也可以索性不吃白飯，完全杜絕醣類。不吃便利商店的便當或三明治，而是買像牛肉乾、起司魚板、魷魚絲、堅果等點心當午餐，這些食品都含有**豐富的蛋白質**，且醣類含量較少。

只要不攝取醣類，血糖值就不會上升，自然不容易產生睡意。

伊達建議：「咀嚼堅果或牛肉乾等較硬的食物，具有清醒作用。柑橘類、酸梅（按：臺灣酸梅種類較多，有些會使用糖水醃製，故挑選時請注意成分）、醋昆布等酸味強烈的點心也不錯。另一方面，口香糖或仙貝含有較多的醣類，所以應該避免。」

午餐：咖啡不加糖、飯前喝熱湯

另外，為了驅趕睡意，許多人也喜歡飲用含有咖啡因的飲料。不過，飲料裡面的砂糖量超乎想像，容易使血糖值上升。所以白天喝咖啡時，不加砂糖，只喝黑咖啡較為理想。

話雖如此，應該也有不少人覺得，白天要杜絕醣類是很痛苦的事。若是這樣的話，請注意進食的順序。即便是相同的分量，餐後血糖值的上升情況，仍會因順序而有所不同。首先吃富含食物纖維的蔬菜，含有蛋白質的菜餚則和白飯一起吃。若在寒冷的季節，則是建議先喝湯，再吃生菜。

「吃生菜會使身體變冷，所以先喝熱湯暖胃，不僅比較容易得到飽足感，胃也比較容易蠕動，便可防止血液集中在腸胃。尤其以喝富含礦物質的味噌湯最理想。假設在外用餐的話，餐廳多半都是提供冰水，所以請盡量向服務生要溫熱的茶飲用。」（按：即便是冬天，日本餐廳通常也會送上冰水給客人飲用，據說因為以前製冰不易，而且運輸不便，因此早期的冰水不是人人皆可享用，只拿來招呼貴賓，熱茶反而容易取得、並不稀奇。時至今日，雖然製冰容易，但「冰塊很珍貴」的觀念已深植日本人的心中，於是在餐廳送上冰水，是日本人對客人的一種尊敬和心意。）

晚餐：喝青汁或牛奶，提升褪黑激素

反之，如果希望睡得好，該吃什麼樣的晚餐比較好？「跟白天完全相反，就是要好好吃飯。」伊達說。

「事實上，肚子餓的時候，想必根本睡不著吧？所以只要有飽足感，自然就會想睡。」建議的成分是褪黑激素，歐美也經常用於改善失眠的營養補給品。通常除了營養食品之外，其他食物僅含有少量的褪黑激素，以每一百公克中所含的褪黑激素來說，玉米是一百三十九奈克㉒、白飯是一百奈克、香蕉是四十六奈克。但相對之下，青汁（按：以大麥嫩葉、甘藷嫩葉、甘藍嫩葉等天然綠色植物所榨成的汁）的原料羽衣甘藍，則含有大量的褪黑激素，高達四千三百奈克。

「杜絕醣類、晚上不吃白飯等碳水化合物的人，因為血糖值無法上升，所以往往很難入睡，褪黑激素也會相對不足。所以建議晚上好好吃飯、或喝青汁，就能幫助好眠。」

胺基酸中的色胺酸（按：Tryptophan，二十二個標準胺基酸之一，是人體無法合成的必需胺基酸，因此得從食物中攝取）是褪黑激素的原料，因此，**大豆**、**鰹魚**、**芝麻**、**鱈魚子**等含有色胺酸的食材也很不錯。另外，**牛奶**也含有許多色胺酸，因此才被認為具有安眠的效果，但伊達說：「有很多日本人的腸道無法順利消化牛奶，所以喝豆漿之類的飲品會比較好。」

礦物質當中的**鎂和鉀也可以幫助好眠**。像堅果和海藻都含有這些成分，

㉒也稱為毫微克，是一個極微少的質量單位。一奈克等於十億分之一公克。

鮪魚和肝臟富含的**維生素B12也很有效**。可是，「若要讓維生素和礦物質產生作用，就必須先確實攝取醣類、蛋白質和脂質三大營養素。」伊達說。可見營養均衡的晚餐非常重要。

優質的油可以調整腦部和自律神經，幫助好眠。而魚類所含的EPA（二十碳五烯酸，Eicosapentaenoic Acid）和DHA（二十二碳六烯酸，Docosahexaenoic Acid）、大豆和核桃所含的α-亞麻酸（α-Linolenic Acid）等Omega-3脂肪酸，是現代人經常攝取不足的營養成分，必須多加注意。

醃漬物等發酵食品也對睡眠有益。正如「腦腸相關」這句話所說，腸內環境變好了，頭腦也會跟著變好，自然就有助於一夜好眠。

前面列舉自然且均衡攝取營養的方法，是針對傳統的日式料理。大家常說日式料理含有許多鹽分，但伊達說：「現代人過分在意自己是否攝取足夠的鹽分。日式料理的確含有許多鈉，但同時也含有許多把鈉排出體外的鉀，剛好可以互補。」

想吃就吃、想睡就睡

晚餐時段也值得注意，飯後馬上睡覺容易發胖。但伊達也說：「還是不要過分神經質會比較好。吃飯、睡覺是動物本能，所以還是不要隨便制定規則。如果加班晚歸時，非常想睡的話，不吃飯直接睡也沒關係，但假設如果因空腹而睡不著，也可以吃點食物再睡。到早上睡醒時，若感覺消化不良的話，也不需要勉強自己吃早餐。」

失眠是神經質的現代人才有的疾病。不要過分拘泥小節，仔細傾聽身體的聲音！**想吃的時候就吃，想睡的時候就睡**，這樣隨遇而安也相當重要。

第八章

找出最適合自己的睡眠時間

1

「幾點上床最好？」

往往認為在沒有電的時代，人類過去每到晚上幾乎無法活動，所以睡得比現代人還要多，但日本大學醫學院的內山真教授說：「絕對沒有那回事。」即便時代和生活型態有所改變，人類的睡眠時間仍出乎意料的沒有變化。

有歷史學者調查英國工業革命前的生活發現，雖然在電燈普及、工業革命前的歐洲，人們都在太陽下山後馬上睡覺，可是，他們睡了三小時左右又會再次起床，到了半夜之後，再回頭睡上三至四小時。一般而言，兩次的睡眠統計下來，睡眠時間大約是六至七小時。

另外，內山說：「最近有份報告調查，在非洲和南美內陸沒有電的部落生活，發現當地人雖然在床上度過七至八小時，但真正睡覺的時間只有六至七小時。」由此可見，儘管是沒有照明的時期，睡眠時間也未必能達到九小時或十小時之多。

關於最佳的睡眠時間，美國以一百一十萬人以上為對象的調查中，觀察出六年後**死亡率最低的是，睡眠時間六．五小時至七．四小時**的人（參考第五十八頁圖2-1），睡超過八小時的人反而死亡率比較高，因此，並非睡得越多越好。

睡眠不足在八年後的死亡率高二．四倍

睡太多不好，但不用說也知道，睡眠不足自然更不好。很多上班族都了

解，一旦持續睡眠不足的狀態，工作失誤的情況就會增多。這樣不只難以做出正確判斷，工作速度還會下降，效率也會變差。

而且嚴重的話，更會對健康造成不良的影響。「容易罹患憂鬱症，引發高血壓或糖尿病的風險也很高。有報告指出，如果連續四天、每天只睡四小時，餐後血糖值就會增高。」於是死亡率也會提升。

根據日本自治醫科大學調查四千四百一十九名日本男性的睡眠時間後發現，和睡七至八小時的人相比，睡不到六小時的人**八年後的死亡率竟高達二・四倍**[23]。雖然還是有些許的個人差異，不過內山說：「對成人來說，最佳睡眠時間是六至八小時。即便人種或時代有所變動，這一點仍從未改變。」

那麼，分辨睡眠不足的重點是什麼？每個人到了早上還是想睡，就算沒有鬧鐘，每天可以自動起床的人卻只有少數。

吃完午餐立刻想睡，是睡眠不足的徵兆

睡眠不足最明顯的自覺症狀是，吃完午餐後，下午很快能感受到強烈的睡意。比起飲食的影響，以生理時鐘而言，即便睡眠時間足夠，這個時段仍會感受到睡意。就跟許多野生動物一樣，人類也具備在一天當中最熱的時段午睡、預防能量消耗的系統。

若要消除下午的睡意，最快的方法就是小睡十五至二十分鐘（午睡）。「如果小睡可以讓頭腦變得清醒，就代表晚上的睡眠足夠。」內山說。另外

㉓ J Epidemiol. 2004 jul; 14(4):124-8.

也有實驗證實，只要在小睡前喝杯咖啡，就可以進一步抑制睡意㉔。**如果小睡之後，仍抑制不住睡意、在開會的時候打盹等，就可能是嚴重的睡眠不足**。這時候必須儘早上床睡覺，彌補睡眠問題。

沒有一定的「最佳入睡時間」

聽到最佳睡眠時間因人而異之後，自然就會想了解最適合自己的睡眠時間。假設要睡六．五小時的話，每天晚上十二點半睡覺，七點起床就是最理想的情況，不是嗎？可是，「睡眠時間無法靠意志力來控制。」內山苦笑的表示。

睡眠時間不光有個人差異，也會因季節而有不同。日照時間較長的夏天，睡眠時間較短；日照時間較短的冬天，則有較長的傾向。即便是同一個人，夏天和冬天的睡眠時間，仍差不多有三十分鐘左右的差別。另外，需要的睡眠時間也會因日子而有些微的變化。

「我非常可以理解各位想控制睡眠時間的心情，但嚴格控管的企圖，反而只會徒增失敗感或煩躁感。**只規定自己早上起床的時間，就寢時間則隨興決定，才是最好的方式**。」內山建議。

就算每天都過著相同的生活，只要有很早就想睡的日子，自然也會有怎麼樣都睡不著的時候。不想睡是因為身體覺得睡眠足夠，那麼就不要勉強窩在床上，等到想睡的時候再睡即可。「一定要在每晚十二點之前睡覺！」這樣固執的想法反而會招來「睡不著」的焦慮，使得腦袋更清醒，更容易導致

㉔ Clinical Neurophysiology 114. 2268-2278. 2003.

失眠。所以，還是讓自己放鬆一點吧！

可是，至少一定要維持起床時間，即便假日要睡懶覺，也要控制在平日的兩小時以內。如果因為休假就睡到中午，生理時鐘就會延遲，進而導致睡眠狀況變差。

日本人的睡眠時間很短？

經常聽到人們說，日本人的睡眠時間比外國人短。這句話的根據來自於最常被拿來舉例的數據，就是OECD在二〇一一年調查公布，在加盟的二十八個國家當中，日本男性的睡眠時間為七小時四十一分鐘，排名倒數第二；女性則是七小時三十六分鐘，更是落在排行最後。

可是，仔細想想，男女同樣都有七小時半以上……這樣的數值算短嗎？

「正確來說，ＯＥＣＤ這項調查並不是調查睡眠時間，而是從生活型態的調查中，區分出『在床上度過的時間』而已。」內山說。

「歐美人在床上的時間比較長（但睡眠時間短），相對之下，日本人則是一上床就馬上睡覺。嚴格來說，只是因為日本人在床上的時間，和睡眠時間之間的差距不大，所以實際的睡眠時間並不短。如果調查失眠頻率的話，日本反而比歐洲各國低上許多。」

當然，還是有很多忙碌的上班族有睡眠不足的問題，不過，這不代表所有日本人的睡眠時間都特別短。就像前面所說的，六．五至七．四小時的睡眠時間，是六年後死亡率最低的。很多老年人**認為：「一定要睡滿八小時才行！」結果反而導致失眠**，總之其實並非每個人每天都必須睡滿八小時。

2 睡眠時間可以縮到多短而不傷身？

忙碌的上班族每天都覺得時間不夠用，於是無可奈何之下，只好犧牲自己的睡眠時間。可是，犧牲睡眠時間非常痛苦，而且長期這樣下去，健康也會出問題。

睡六．五小時至七．四小時被視為最適當的睡眠時間，那麼，睡眠時間究竟可以削減到何種程度？有沒有方法能減少身體負擔？睡眠診所的遠藤拓郎教授熟知有效利用短時間睡眠的知識，這個問題就請他來為大家解惑。

在褪黑激素分泌的時段睡覺

「若要縮短睡眠時間，就必須在最適合睡眠的時段睡覺，才能在短時間內有效的消除疲勞。身體在睡眠期間會分泌大量的荷爾蒙，但最重要的是，**在分泌成長荷爾蒙和褪黑激素的時段睡覺，並且在皮質醇（Cortisol）的分泌達到高峰時起床。**」遠藤說。

成長荷爾蒙會在進入睡眠後的三小時內，也就是深層睡眠時分泌。成長荷爾蒙正如其名，就是促進身體發育的荷爾蒙，尤其以孩童的分泌量最多。成人當然也需要這種荷爾蒙，主要用來修復損壞的細胞。之所以長時間的睡眠不足會導致膚況變差，就是因為成長荷爾蒙的分泌減少所致。

皮質醇又稱為壓力荷爾蒙，當人體感受到壓力時，就會分泌皮質醇。尤其是半夜三點過後，分泌量會增多，使體溫逐漸上升，一直持續到天亮，於是會自然醒來（見圖8-1）。

褪黑激素則是每到晚上就會開始分泌的荷爾蒙，能提升睡意。**褪黑激素的分泌**從晚上九點左右開始，**在十一點左右達到產生睡意的分泌量**，早上五點左右會開始減少，然後醒來（見二八八頁圖8-2）。因為起床的瞬間還殘留褪黑激素，所以才會感受到些許的睡意。不過，「照射到早上的陽光之後，褪黑激素的分泌便會停止，就會徹底清醒過來。」遠藤說。

另外，雖然人類的生理時鐘週期比二十四小時還要再長一些，但只要在早晨照射到陽光，時鐘就會重置。因此，睡到中午的人，體內的生理時鐘就會慢慢往後延遲，進而演變成夜晚遲遲無法入睡的體質。

即便同樣睡六小時，白天和晚上的睡眠，讓身體休息的效果截然不同，原因在於睡眠品質的差異。成長荷爾蒙的分泌和就寢時間無關，但皮質醇是

圖8-1　皮質醇的分泌週期

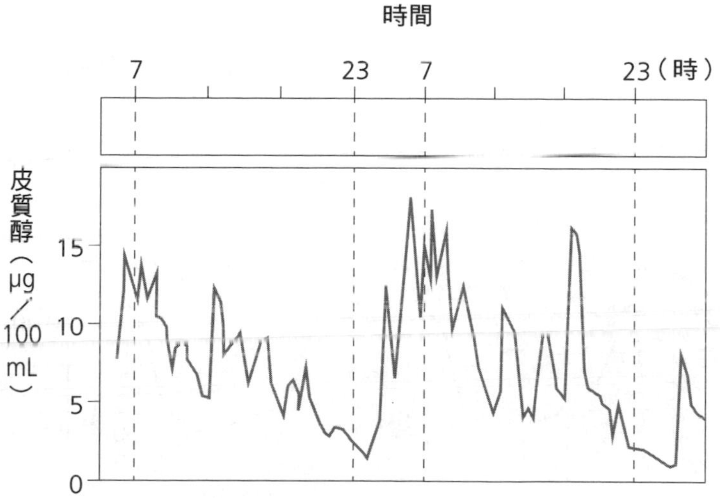

半夜3點之後，皮質醇分泌增加，能使體溫逐漸上升，一直持續到天亮。

圖8-2　褪黑激素的分泌週期

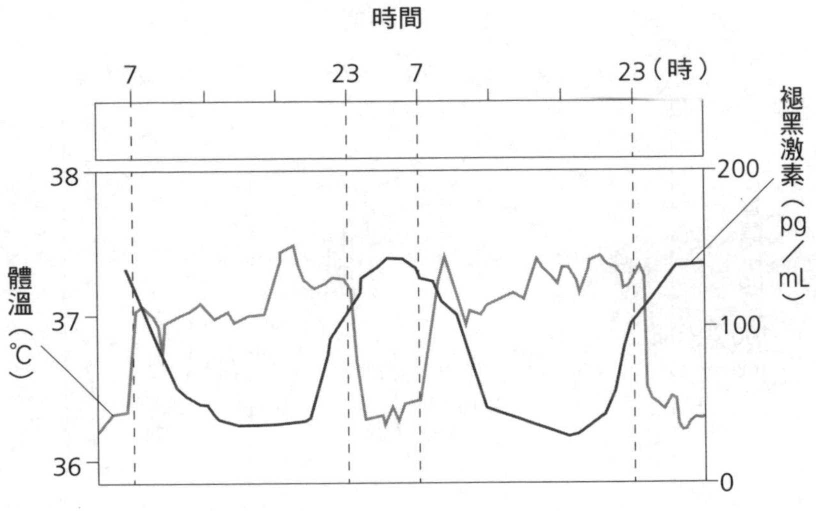

可促進睡意的褪黑激素從晚上9點開始分泌，在11點左右達到產生睡意的分泌量，然後從早上5點開始逐漸減少。由此可見，分泌的變化和體溫的變化完全相反。

在天亮時增加分泌，褪黑激素則是在深夜增加分泌。

「如果從促進深層睡眠的荷爾蒙分泌時間來看，在晚上十二點至早上六點之間睡覺是最好的。」

一九八〇年代，美國曾對一百一十萬人進行大規模的流行病學調查，結果發現對身體最有益的睡眠時間是六・五至七・四小時。總結就是，睡眠時段包含晚上十二點至早上六點在內，且睡眠時間達到六小時半至七小時半最為理想。

最少不要睡低於四小時半

那麼，睡眠時間究竟可以削減到何種程度？遠藤表示他長年實踐的方法是「四小時半睡眠」。平日在半夜一點睡覺、五點半起床；到了週六、週日則用來彌補平日的睡眠不足。週末的其中一天睡六小時，剩下的一天則睡七小時三十分鐘。訣竅就是**週末仍不改變起床的時間，而是提前就寢時間**。遠藤說：「這已經是在不對身體造成負擔的情況下，縮減睡眠時間最大的極限。」因為有研究數據㉕顯示，六十歲以下的人，只要睡眠時間有四．五小時以上，六年內的死亡率就幾乎不會增加。

假設平均睡眠時間是七小時，每天減少兩小時三十分鐘，五天總計可多出十二小時三十分鐘。如果一天的工作時間是八小時，一星期等於可多出一天半（工作日）的時間。對忙碌的上班族來說，這多出來的一天半相當受用！

睡眠分為會做夢的快速動眼期睡眠，和熟睡的非快速動眼期睡眠，兩種睡眠會以九十分鐘一週期的形式交錯出現。所以才有「只要在九十分鐘的倍數起床，就會比較輕鬆」的說法。六小時就是四倍，四小時半就是三倍（按：六小時等於三百六十分鐘，是九十分鐘的四倍；四小時半等於兩百七十分鐘，是九十分鐘的三倍）。

實施四小時半睡眠，太早起床也不好

可是，上述做法終究只有睡眠品質良好的人才可以實施。對於本身有難以入睡、在中途清醒等自覺症狀的人來說，非常危險。在挑戰縮短睡眠時間之前，先利用智慧型手機的應用程式等，確認自己的睡眠品質（依睡眠期間的行動量等來判斷）！

「睡覺不規律且睡眠品質不佳的人，先以橫跨晚上十二點到早上六點之

㉕ Arch Gen Psychiatry. 1979 Jan;36(1):103-16.

間，睡滿七小時為第一個目標之後，再把睡眠時間縮減成六小時，讓身體慢慢習慣。」遠藤說。

實踐四小時半睡眠時，太早起床也不太好。如果在太陽升起前醒來，生理時鐘不會在起床時重置，於是每天在相同時間睡醒，就會漸漸變得難受。以東京的情況來說，在春分到秋分之間的半年期間，太陽大約會在五點半左右出現。這段期間，只要每天可以規律起床的話，生理時鐘就會穩定，而且即便是沒出太陽的冬天，仍然可以自然醒來。

晚上九點以後，別碰手機

不管是睡四小時半、還是六小時，為了避免因短時間睡覺而在白天遭強烈的睡意侵襲，最重要的是每天在相同時間起床，使睡眠的節律更穩定。培養出一躺在床上，就可以馬上睡著的體質。

首先是控制光線。過了晚上九點，褪黑激素開始分泌之後，就盡量不看電腦或智慧型手機，因為螢幕發出的藍光，會抑制褪黑激素的分泌，使睡意全消。

另外，體溫會在睡眠期間下降，落差越大，表示睡得越好。「晚餐吃熱食或辛辣的料理，晚餐前的運動都可以使體溫上升。而最有效的方法就是睡前泡澡。」遠藤說。

白天睡意濃厚的時候小睡一下，不要硬撐。比起單純的閉目養神，小睡比較能消除睡意和疲勞感。可是，小睡的時間要控制在三十分鐘以內，如果睡得太久，便會睡得太熟，導致晚上睡不著覺。

小睡前喝杯熱咖啡會比較好。熱飲會使體溫上升，咖啡因的作用也可以幫助自己在短時間內清醒。遠藤說：「小睡十五分鐘，就算睡個兩次、三次也沒關係。」可見只要白天沒有熟睡，就不會影響到夜間的睡眠。

3 慢性睡眠不足比熬夜更傷，我有嗎？

睡眠不足很難受，工作上也容易出現疏失，甚至罹患憂鬱症或生活習慣病的風險也會增高。根據以五萬四千兩百六十九人為對象的調查發現，睡不到六小時的人，糖尿病或心臟病的致病率會增高[26]。

「沒關係，我每天都睡七小時」，其實這樣的人也未必能夠安心。因為一旦陷入慢性睡眠不足，就會越來越難察覺到睡意。

慢性睡眠不足反而讓自己難以察覺睡意

三島和夫說：「就拿氣味來舉例，去二手書店等場所，總是能聞到一股特殊的氣味，但很快就不會感到奇怪了，對吧？疼痛更是如此，如果一直持續慢性的痛感，不去治療，感覺就會逐漸變得遲鈍。睡意也是一樣，一旦形成慢性睡眠不足，便很難自覺睡意來襲。最具代表性的例子，就是睡眠呼吸中止症。雖然睡眠期間會因為呼吸停止，而在深夜醒過來好幾次，但本人卻以為自己一覺到天亮，認為自己睡得很好。然而，起床沒多久後，又會開始打瞌睡，這就是睡眠不足的徵兆。」

㉖ Sleep. 2013 Oct 1; 36(10):1421-7.

即便只睡七小時仍不夠！

三島請十五位平均年齡二十三．四歲的男性，進行了一項有趣的實驗。他讓受試者在晚上阻隔噪音和光線的房間（暗室）裡躺十二小時，為期九天，調查不使用鬧鐘，自然清醒的理想睡眠時間。

首先參加實驗的年輕人，提前調查三週在自家的睡眠時間，平均為七小時二十二分鐘。根據二〇一五年國民健康暨營養調查，平均睡未滿六小時的人占三九．五％。三島表示隨著年齡增長，人類所需要的睡眠時間也會跟著縮短。這次的受試者都是二十歲的年輕人，儘管相對需要較長的睡眠時間，不過，睡七小時半應該稱得上足夠。

就算如此，強制要求受試者躺上十二小時後的結果發現，第一天的睡眠時間是平均十小時三十五分鐘。隔天開始的時間便慢慢縮短，第四天之後趨於穩定，最後平均睡眠時間確定為八小時二十五分鐘。也就是說，從理想的睡眠時間來看，即便是七小時半，仍然會累積隔一天一小時的睡眠不足。

因為**日日累積睡眠不足的情況，才會導致在暗室的睡眠時間比平時更長**，而這多於平常的分量就稱為「睡眠反彈」（Sleep Rebound）。這種時間越長，就代表平日睡眠不足的程度越嚴重。

「在進行實驗之前，這些睡滿七小時半的受試者，不曾在白天感受到睡意。可是，從實驗前後的血液中卻發現，他們在實驗之後，也就是睡眠充足之後的血液狀態比較健康。從這個結果便可判斷，他們有著平時不會察覺的睡眠不足問題，這就是所謂的『潛在性睡眠不足』。」三島說。

例如，空腹時的血糖值在實驗前是九十二．一毫克／分升（mg／dL），而第九天則是九十．四毫克／分升。雖然都在正常值的範圍內，卻有顯著的下降。同樣的，胰島素分泌能力（HOMA-β）也上升了。同時證實促腎上腺皮質激素和皮質醇的血中濃度下降，感受到的壓力有所減少。

實驗還有後續。在完成為期九天的理想睡眠（平均八小時二十五分鐘）不久後，三島還請受試者實施一晚的斷眠（徹夜未眠）。隔天再次請受試者在床上躺十二小時，結果他們的睡眠時間理所當然超過八小時半，但是沒有達到實驗第一天的十小時三十五分鐘。也就是說，**每天一小時的潛在性睡眠不足，所造成的睡眠反彈比徹夜未眠來得更長，對身體的傷害也比較大**（見圖8-3）。

睡眠反彈超過三小時，就是睡眠不足

對上述實驗內容覺得好奇的人，請務必利用週末嘗試一下。如果阻隔光

圖8-3　9天的充足睡眠，改善血液的健康指標

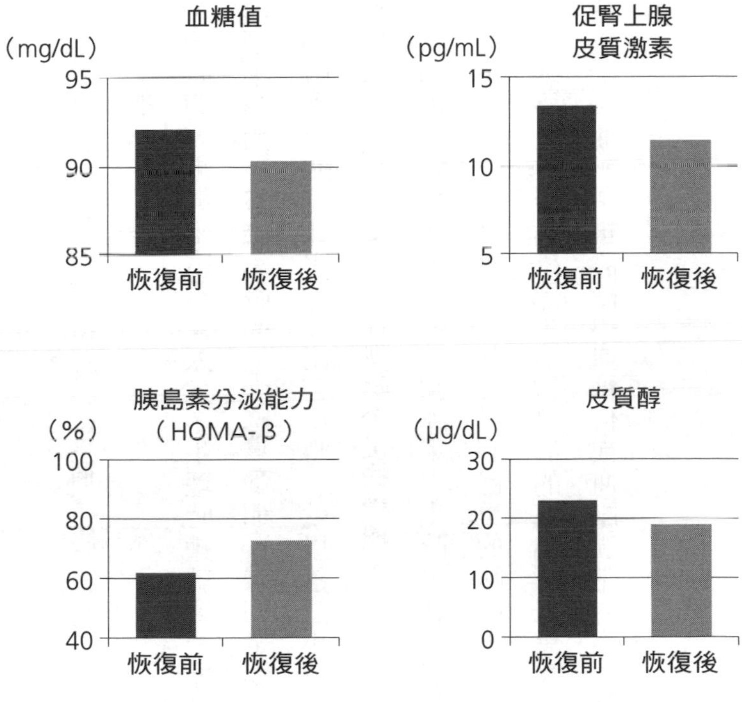

請15位受試者進行充足睡眠的實驗後，證實他們的血糖值下降，同時壓力也減輕了。

〔資料來源〕Sci Rep. 2016 Oct 24;6:35812.

線和聲音會令自己感到不安，也可以試試投宿旅店。試著把房間的燈光調暗，持續睡到自然醒為止。

此外，起床時間如果與平常落差太大，生理時鐘就會紊亂，所以最好把就寢時間提前到平時的一至兩小時前。「就算參加實驗的是健康的年輕人，但他們第一天的睡眠時間竟比平日多出三小時。就以這三小時為標準，若睡眠時間超出標準的話，那就是潛在性睡眠不足的證據。」

例如平常明明都睡六小時，實驗時卻睡了十小時，就代表睡眠反彈為四小時。就算自己沒有察覺，身體卻已經感受到嚴重的睡眠不足。就像前面所說的，慢性的睡眠不足會提高罹患生活習慣病的風險。三島表示：「睡眠反彈超過三小時以上，而且又被診斷出血糖值或血壓異常的人，就必須儘早採取應變對策。」

搞壞身體前，先「斷捨離」

很少為睡眠不足所苦，或許並不是因為身體強健，單純是因為神經遲鈍。「有極少數的人有著知覺神經異常的問題，完全感受不到疼痛。對生存而言，這是非常危險的狀態。」三島說。參加實驗的年輕人，白天完全感受不到睡意，但如果是明顯感受到睡意的狀態，那肯定是睡眠不足。

因為工作等因素，而無法在晚上好好睡覺的人，可以利用白天小睡十至二十分鐘，作為緊急應變的方法！在回家的電車上睡覺，會導致夜間的睡眠變淺，不過若是在早上或中午等較早的時段，小睡二十分鐘以內，影響就會比較小。

「晚上睡覺時，副交感神經會居於優勢，血壓會下降。而白天的小睡不會有這種效果，所以無法預防生活習慣病，但應該可以消除某種程度的睡意。如果你已經感受到睡意，為了防止工作疏失，也建議當場小睡一下。」

根據NHK的生活時間調查，這七十年來，日本人的睡眠時間大約縮短了一小時。不管是以前還是現在，一天都只有二十四小時，可是現代人應該做的、想做的事情太多。如果透過週末的賴床睡眠測試，檢測出潛在性睡眠不足，就應該在身體搞壞之前，放棄做某些事情，把時間留給睡眠。

不管做什麼事，身體才是重要資本。如果已經累積了潛在性睡眠不足，還是該在犧牲睡眠時間前，好好「斷捨離」。

4 工程師、計程車司機該怎麼休息？

接受企業委託，推行睡眠管理研習的菅原洋平社長（Uchronia），發明了一套提高睡眠品質的實踐性方法。在此就根據他介紹的方法，分享給睡眠紊亂、晚上經常加班的上班族。

系統工程師和計程車司機是最容易睡眠週期混亂、睡眠不足的職業。這兩種工作的夜間勤務時間都很長，因此，生活週期會偏向夜型、睡眠時間較短，容易在勤務中感到睡意。

可是，「推行研習之後，我發現無論什麼企業，總是會有一、兩個『佼佼者』（睡眠達人）。這些人為了調整生活節律所實踐的方法，應該也符合其他相關行業或環境。」菅原說。

他們的方法肯定也可以提供其他行業的人作為參考。那麼，這些佼佼者都怎麼做？趕快來看看！此外，菅原分享的方法已在第六十三頁詳細的解說，其重點彙整如下：

- 不在臥室看書。
- 不想睡的時候，不要為了早睡而提早上床。
- 每天不用刻意在相同時間睡覺。
- 不要在回家的電車上小睡。
- 在起床後的四小時內照射光線。
- 睡醒經過六小時後就是小睡時間。

・起床經過十一小時後活動身體。

優秀系統工程師的快眠技巧

①就算睡眠時間很短，還是要在既定的時間內起床

系統工程師A先生在職場上相當努力，他的平均睡眠時間大約只有四至五小時。為了彌補睡眠時間，他總會在週末好好補眠。這並不稀奇，但特別的是，即便是週末，A先生還是會在相同的時間起床、晒太陽，然後再回頭睡回籠覺。

如此一來，週末的起床時間就會變早，平日和假日就不會有落差。因為他實踐菅原介紹的原則，起床時間固定，在起床後的四小時內照射光線，所以睡眠節律更容易穩定。

②不在電腦前面吃飯

工作勤奮的A先生就連吃飯的時候也不會離開座位，他總是一邊看著電腦畫面、一邊吃飯。可是，「休息的時候，如果處在腦部會受到視覺或聽覺刺激的環境裡，就會對腦部造成極大的負擔。」一菅原說。

A先生知道這件事後，便在吃飯或休息的時候，關掉電腦螢幕的電源。結果就算睡眠時間相同，仍然可以獲得滿足感，工作上的疏失也減少了。

③注意忙碌時的就寢時間不要太晚

因為加班，導致回家時間一旦延遲，睡覺時間就會跟著延後。基本上，固定起床時間很重要，就算有點晚睡覺也沒有關係。但儘管如此，如果上床睡覺的時間太晚，睡眠時間必然縮短，自然會覺得早上起床很痛苦。

「因為加班晚歸，使就寢時間往後延遲三十分鐘，隔天的起床時間也會下意識的往後延。很多人就是在這種情況下，造成慢性的睡眠不足。」菅原說。正因為忙碌，更必須預防養成晚睡的壞習慣，以免改變起床時間。

優秀計程車司機的快眠技巧

①起床時間固定

計程車司機多半會工作到深夜，早上往往較晚起床。可是，B先生總是早起。他每天都在早上七點起床，陪家人一起吃早餐。這是他希望一天至少和家人同桌吃飯一次，所想出的方法。這正好符合前面菅原所提到的，起床時間固定、在起床後的四小時內照射光線。

每天在相同時間晒太陽，調整褪黑激素的分泌節律，就會在固定的時間內產生睡意。若要調整睡眠節律，固定的起床時間是最基本的條件。

②一天兩餐，吃大量的早餐

「**若要建立日間型的節律，就要把晚餐至早餐之間的斷食時間拉長，**好好吃早餐就行了。」一菅原說。B先生採取一天兩餐的方式，把和家人同桌的早餐，視為一天飲食中的主餐，午餐晚點吃，晚餐則不吃。因為B先生的工作本身很少活動身體，所以這樣的做法也可以預防攝取過高的熱量。

③吃完午餐後小睡

早餐吃很多、不吃晚餐，等於一天吃兩餐的B先生，都在下午一點左右吃午餐，然後習慣之後小睡二十分鐘。這個方法正好符合起床經過六小時後小睡。這樣不僅可以預防睡意在起床八小時後襲來，同時也有彌補夜間睡眠的效果。

④傍晚稍微運動一下

對計程車司機來說，晚上是最忙碌的時段。在那之前，B先生每天傍晚的固定行程就是走路。這個方法和起床經過十一小時後，活動身體的重點一致。睡醒的十一小時後，正是體溫最高的時段。「只要在這個時段運動，體溫就會更進一步上升，晚上睡覺時，體溫就更容易下降。」菅原說。體溫的落差越大，晚上的睡眠就會越好。因為計程車司機這份工作得一直坐著，所以活動身體是相當重要的事情。

就像前面所說的，即便從事的職業容易使睡眠節律紊亂，還是有方法可以穩定節律。重點是起床時間固定、起床後照射光線，如果睡眠時間太短，就在白天小睡，傍晚活動一下身體；加班的時候，仍要避免延遲就寢時間等。希望大家可以參考，藉此度過忙碌的每一天。

受訪名醫

三島和夫（Misima Kazuo）

日本國立精神暨神經醫療研究中心精神保健研究所精神生理研究部部長。生於一九六三年。畢業於秋田大學醫學院。曾任職於秋田大學醫學院精神科學講座助教、美國史丹佛大學醫學院睡眠研究中心客座副教授，自二〇〇六年起擔任現職。同時也是日本睡眠學會理事。著有《你睡對覺了嗎？：睡不對疾病纏身，睡不好憂鬱上身。日本睡眠專家的十二個處方籤×八個新知，破解睡眠迷思，不再失眠、憂鬱，身心腦都健康有活力》、《消除失眠困擾的書》、《早上加班不好的理由》等書。

白川修一郎（Sirakawa Shuichiro）

日本睡眠評估研究機構負責人。

曾任東京都神經科學綜合研究所研究員、日本國立精神暨神經醫療研究中心精神保健研究所老人精神保健所研究室長等職務，自二〇〇九年起擔任現職。同時也是日本睡眠改善協會理事長。著有《瞬間改變大腦和身體！提升「睡眠力」的方法》、《上班族專用的快眠讀本》等書。

福田一彥（Fukuda Kazuhiko）

江戶川大學社會學院人類心理學系教授、江戶川大學睡眠研究所所長。

早稻田大學第一文學院心理學專攻畢業。早稻田大學文學研究科博士課程滿期退學。取得醫學博士（東邦大學）。曾任福島大學教育學院教授等職務，自二〇一〇年起擔任現職。專攻精神生理學、睡眠學。同時也擔任日本睡眠學會理事、日本睡眠改善協會理事等職務。著有《解開「鬼壓床」之謎》、《應用講座睡眠改善學》（監修）等書。

松浦倫子（Matsuura Noriko）

日本睡眠改善協會所認定的高級睡眠改善輔導員、S&A Associates高級研究員。

隸屬於專門研究睡眠和生物節律的大學研究室，在從生理學、心理學、行動科學觀點，科學性分析人類行動的人類行動研究領域，取得博士資格。曾任寢具製造商的研究所研究員，其後擔任現職。

梶村尚史（Kazimura Naofumi）

武藏診所院長。

一九五五年生。睡眠醫療認定醫師。畢業於山口大學醫學院。曾任山口大學附屬醫院神經精神醫學教室、日本國立精神暨神經中心武藏醫院精神科主任醫師等職務，自二〇〇三年起擔任現職。專攻精神醫學、睡眠醫學、時間生物學。著有《不賴床的好眠習慣術：十六種熟睡+八種快醒技巧，讓你起床就有好精神》、《快眠手冊》等書。

菅原洋平（Sugawara Youhei）

Uchronia社長、職能治療師。

一九七八年生。國際醫療福祉大學畢業。曾在日本國立醫院機構靜岡癲癇暨神經醫療中心等機構服務，自二〇一二年起擔任現職。在各大企業推行「睡眠管理研習」，同時在Besli診所（東京都千代田區）負責「睡眠門診」。著有《改變人生的睡眠法則》、《消除「失眠」的書》等書。

坪田聰（Tsubota Satoru）

雨晴（Amaharasi）診所的副院長。

一九六三年生。自二〇〇八年起擔任現職。在All About提供睡眠與快眠指導服務。他以醫師、教練的身分，提供睡眠品質的改善指導。著有《專業醫師親授每日好眠的五個習慣》、《讓大腦和身體瞬間覺醒的一分鐘小睡法》等書。

林光緒（Hayashi Mitsuo）

廣島大學研究所綜合科學研究科行動科學講座教授。

一九六二年出生於日本三重縣。一九九一年完成廣島大學研究所博士課程。學術博士。專攻睡眠學、精神生理學。著有《睡眠心理學》、《睡意的科學》等書。

柴田重信（Shibata Shigenobu）

早稻田大學先進理工學院教授、藥學博士。

一九八一年完成九州大學研究所藥學研究科博士課程。一九九五年擔任九州大學藥學院助教、早稻田大學人類科學院助教。一九九六年任職早稻田大學人類科學院教授，自二〇〇三年起擔任現職。同時也是二〇一四年創立的「時間營養科學研究會」的會長。

白濱龍太郎（Shirahama Ryutaro）

RESM新橫濱睡眠與呼吸醫療保健診所院長。

筑波大學醫學群醫學類畢業。東京醫科齒科大學研究所胸腔醫學修畢。曾在東京共濟醫院、東京醫科齒科大學附屬醫院服務，自二〇一三年起擔任現職。同時也是日本睡眠學會認定醫師、丸八真綿研究中心所長。著有《睡睡平安：日本權威醫師教你睡眠呼吸中止症的最新知識與治療》、《想治好病，就請改變「睡眠」》等書。

仲野孝明（Nakano Takaaki）

姿勢治療專家、仲野整體東京青山院長。

一九七三年生。是邁入創業九十週年，同時又兩次榮獲藍綬褒章表揚的「仲野整體」的第四代傳人。二〇一六年完成撒哈拉馬拉松兩百五十七公里，同時用自己的身體持續探究姿勢的可能性。著有《拉背調整小姿勢，拯救痠麻痛：脊椎拉直保持暢通，沿線堵塞鬱結的痠痛病灶就會遠離》、《終生「不累」姿勢的創造方法》等書。

岡島義（Okajima Isa）

早稻田大學人類科學學術院助教

二〇〇三年畢業於日本大學文理學院。二〇〇八年完成北海道醫療大學研究所心理科學研究科博士課程。曾任公益財團法人神經研究所附屬睡眠學中心研究員、睡眠綜合護理診所代代木主任心理師等職務，自二〇一五年起擔任現職。同時也是日本睡眠學會評議員。著有《四週熟睡的書——簡單治療失眠的睡眠筆記》等書。

三橋美穗（Mihashi Miho）

舒眠治療師、睡眠環境規畫師。

曾任寢具製造商的研究開發部長，二〇〇三年創業。從事睡眠相關的演講、寫作、舒眠商品的生產、飯店客房規畫等工作。關於睡眠的實踐性建議與簡單的舒眠方法廣受好評。著作除了《日本睡眠治療師教你好好睡的一百種舒眠法：睡得好，沒煩惱！》之外，監修日語版《好想睡覺的小兔子》（按：*THE RABBIT WHO WANTS TO FALL ASLEEP*，原文作者卡爾約翰・厄林〔Carl-Johan Forssen Ehrlin〕）系列銷售超過一百萬本。同時也是日本睡眠學會正式會員、日本睡眠環境學會正式會員。

小林敏孝（Kobayashi Toshitaka）

一九七七年，工學院大學研究所工學研究科博士後期課程修畢。一九七九年曾任東京都精神醫學綜合研究所的主任研究員。一九九一年擔任足利工業大學工學院工程管理系教授。二〇〇四年起擔任足利工業大學睡眠科學中心中心長。

從資訊工學的觀點分析人類的睡眠，並使用睡眠的數學模型，提出憂鬱症的時間生物學模型。對人類的意識活動充滿興趣，致力於動物與人類的睡眠與覺醒的研究。

古賀良彥（Koga Yoshihiko）

杏林大學名譽教授。

一九四六年出生於東京都世田谷區。一九七一年畢業於慶應義塾大學醫學院。一九七六年進入杏林大學醫學院精神神經科學教室任職，自一九九九年起擔任該室的主任教授。二〇一六年成為杏林大學名譽教授。同時也是日本催眠學會名譽理事長、日本臨床生理學會名譽會員。

池田大樹（Ikeda Hiroki）

獨立行政法人、勞動者健康安全機構勞動安全衛生綜合研究所之過勞死等調查研究中心研究員。

廣島大學研究所綜合科學研究科綜合科學專攻博士課程後期修畢，取得博士（學術）。歷經日本學術振興會特別研究員、勞動安全衛生綜合研究所研修生等職務後，擔任現職。從事自我覺醒相關的研究、睡眠與勞動衛生相關的研究。

栗山健一（Kuriyama Kenichi）

滋賀醫科大學精神醫學講座副教授。

筑波大學醫學院畢業。曾於日本國立精神暨神經醫療研究中心等機構服務，自二〇一五年起擔任現職。專攻精神醫學、睡眠障礙、壓力障礙。參與睡眠與記憶、情緒關係的研究。

內山真（Uchiyama Makoto）

日本大學醫學院精神醫學系主任教授。

一九五四年生。畢業於東北大學醫學院。於德國留學後，在日本國立精神暨神經中心（現在的精神暨神經醫療研究中心）精神保健研究所擔任精神生理部長，自二〇〇六年起擔任現職。同時也是日本睡眠學會理事長。著有《睡眠的事》、《睡眠障礙的對應與治療指南第二版》等書。

志村洋二（Shimura Youji）

東京西川日本睡眠科學研究所課長。

一九八六年畢業於東海大學工學院。同年進入西川產業株式會社（東京西川）任職。隸屬於研究開發室，主要從事健康相關商品的開發。在社內認證資格「睡眠大師養成講座」擔任健康寢具的講師。二〇一四年擔任R&D室日本睡眠科學研究所的課長。現在主要和大學及醫療機構，共同研究寢具差異對睡眠品質所造成的影響。

小林孝德（Kobayashi Takanori）

Neuro Space社長。

一九八七年出生。新潟大學理學院畢業。在IT創投企業任職後，於二〇一三年成立Neuro Space。以產業現場的睡眠改善與提升勞動生產力為目標，為許多企業提供量身訂做的睡眠解決方案。

森下克也（Morishita Katsuya）

森下診所院長。

一九六二年出生。身心醫學醫師。畢業於久留米大學醫學院。歷經濱松紅十字醫院、法務省矯正局、豐橋光生會醫院身心醫學科部長後，自二〇〇六年起擔任現職。著有《「憂鬱」靠中藥治療，醫師親授「心與身體不適」

的改善法》、《不仰賴酒和藥的「必睡」技術》等書。

內田直（Uchida Sunao）

直診所院長。

一九五六年出生。畢業於滋賀醫科大學醫學院。任職加州大學迪維斯分校精神科客座研究員、東京都精神醫學綜合研究所睡眠障礙研究部門部長後，於二〇〇三年就任早稻田大學運動科學學術院教授。自二〇一七年起擔任現職。同時也是早稻田大學名譽教授、日本運動精神醫學會理事長。著有《運動諮詢入門》、《安眠的科學》等書。

伊達友美（Date Yumi）

銀座醫院管理營養師、日本抗老醫學會認定指導師、日本抗老飲食協會理事。

在抗衰老診所等機構以輔導員身分提供服務，至今提供的飲食指導已超過五千人。以自身瘦身二十公斤的經驗，分享不需要忍耐飢餓，靠吃就能瘦的驚奇瘦身法，拯救了許多患有代謝症候群的男性。著有《吃出天生燃脂力，成功減重二十公斤！：日本實證派美女營養師「零肥胖」祕技大公開！》、《圖解 就算二十三點開始吃也不會胖的方法》等書。

遠藤拓郎（Endo Takuro）

慶應義塾大學醫學院的睡眠醫學研究贊助講座的特任教授、睡眠診所理事長。

一九六三年生。東京慈惠會醫科大學畢業。二〇〇五年任職調布睡眠診所院長。之後陸續設立銀座睡眠診所、青山睡眠診所、札幌睡眠診所。同時也是日本睡眠學會評議員、女子營養大學客座教授。著有《靠早上五點半起床的習慣，讓人生更美好！》、《合格致勝的睡眠術》等書。

國家圖書館出版品預行編目（CIP）資料

24位名醫肯定，最好的休息法：科學實證，給睡不好、沒得睡、很難醒、日夜顛倒的人的休息與睡眠全書。／三島和夫監修；伊藤和弘、佐田節子採訪撰文；羅淑慧譯.
-- 二版. -- 臺北市：大是文化有限公司, 2023.12
336面 ； 14.8×21公分. --（EASY； 123）
ISBN 978-626-7377-18-5（平裝）

1. CST：睡眠 2. CST：健康法

411.77 112016404

＊本書內容僅供參考，鑑於正確的飲食及治療方式，須視年齡、性別、病史等而異，請讀者自行評估健康風險，或向專業醫療人士尋求更具體的方案及處方。

EASY 123

24位名醫肯定，最好的休息法

科學實證，給睡不好、沒得睡、很難醒、日夜顛倒的人的休息與睡眠全書。

監　　修／三島和夫
採訪撰文／伊藤和弘、佐田節子
譯　　者／羅淑慧
副 主 編／劉宗德
美術編輯／林彥君
副總編輯／顏惠君
總 編 輯／吳依瑋
發 行 人／徐仲秋
會計助理／李秀娟
會　　計／許鳳雪
版權經理／郝麗珍
行銷企劃／徐千晴
業務專員／馬絮盈、留婉茹、邱宜婷
業務經理／林裕安
總 經 理／陳絜吾

出 版 者／大是文化有限公司
臺北市 100 衡陽路7號8樓
編輯部電話：（02）23757911
購書相關資訊請洽：（02）23757911 分機122
24小時讀者服務傳真：（02）23756999
讀者服務E-mail：dscsms28@gmail.com
郵政劃撥帳號／19983366　戶名／大是文化有限公司

法律顧問／永然聯合法律事務所
內頁排版／豐達出版發行有限公司 Rich Publishing & Distribution Ltd
香港柴灣永泰道70號柴灣工業城第2期1805室
Unit 1805, Ph.2, Chai Wan Ind City, 70 Wing Tai Rd, Chai Wan, Hong Kong
Tel: 2172-6513　Fax: 2172-4355
E-mail: cary@subseasy.com.hk

封面設計／林雯瑛
內頁排版／黃淑華
印　　刷／鴻霖印刷傳媒股份有限公司

■ 2023年12月二版　Printed in Taiwan
ISBN：978-626-7377-18-5　定價／新臺幣390元
電子書ISBN：9786267377222 (PDF)　（缺頁或裝訂錯誤的書，請寄回更換）
9786267377239 (EPUB)